医療スタッフのための

動機づけ面接法

逆引きMI学習帳

北田雅子　磯村毅　著

医歯薬出版株式会社

This book was originally published in Japanese
under the title of :

Iryōsutaffu notameno Dōkizukemensetsuhō
Gyakubiki MI Gakusyūchō
(Motivational Interviewing for Medical Staff
Reverse Learning Book for MI)

Author :
Kitada, Masako
  Professor, Faculty of Humanities, Department of Child Development, Sapporo Gakuin University
Isomura, Takeshi
  President, Reset Behavior Research Group

© 2016 1 st ed.

ISHIYAKU PUBLISHERS, INC.
  7-10, Honkomagome 1 chome, Bunkyo-ku,
  Tokyo 113-8612, Japan

はじめに

　わたしが，初めて「動機づけ面接法：Motivational interviewing（以下 MI）」という言葉を耳にしたのは 2009 年の秋でした．禁煙治療，喫煙防止教育関係のメーリングリストに入っていたわたしは，海外，とりわけアメリカの禁煙治療の現場において，根拠のある面談スタイルとして MI が普及していることを知り，「動機の低い人へのアプローチ」として飛び込んできたこの面接法に強く，心を引かれました．

　ヘルスケアの専門家であれば，目の前の相手の未来を思い，考え，心配し，少しでもよい方向に導きたいと日々，奮闘している方が多いと思います．咳き込みながらタバコを吸っている人をみれば禁煙を勧めたり，「糖尿病になりたくない」と言われれば，運動やバランスのよい食事を勧めたり…．生活習慣の積み重ねが，疾病の発症や予防に大きな影響を与えることを知っているからこそ，多少，相手に嫌な顔をされてもかかわっていく，そのようななかで，自分は一生懸命相手のために話しているのになぜ，この人は変わらないのだろう，そんな憤りを経験している方も多いのではないでしょうか？

　本書を手に取っているあなたにも，もしかしたら，あなたが説得し，有効だと思う情報を相手に提供しても，来談者の行動変容につながらない．面談の場では，何とか相手に納得してもらい相手から「やってみます」という言葉を引き出し，その場は帰ってもらったものの，次回の面談で会ってみると，以前と何ひとつ変わっていない．あの面談はいったいなんだったのだろうか，自分は専門職として力不足なのだろうか．自分の面談に自信をなくしてしまう苦い経験があったかもしれません．または，現在進行形で「今」，まさにそのような状態なのかもしれません．

　わたしが MI に出合う前までは，自分の授業を休む学生に，「これ以上欠席すると単位取得できない」と脅し，遅刻しがちな学生には，「社会人として通用しないのだから遅刻をしないように」と注意し，課題をやらない学生には，「課題を遂行するのも大事なスキルで将来，役に立つのだから」と行動を改めるように説得していました．わたしの論理的説得やアドバイスがエスカレートすればするほど，目の前の学生はしらけていく，面談が終わった後にはなんともいえない消耗感だけがむなしく残る，たった 30 分の面談なのに 1 時間以上も話した後のような疲労感と倦怠感を感じていました．

　まさしく，今思うとレスリングのような面談をしていました．その当時は，動機が低く，行動変容の準備ができていない人に対して，説得し，情報提供をすることが相手からの抵抗を生むものの行動変容につながらない，ということをわかっていませんでした．「正しいことを言えば，相手に通じる，わかってもらえる」そう信じていたのです．

　幸運にも，わたしの調査研究領域がタバコ・コントロールであり，禁煙支援，禁煙治療に携わる先生方が MI に興味をもって勉強を開始していましたので，わたしも一緒に学び始めました．学会前後の勉強会や研修会は MI を活用しての禁煙支援，という内容が徐々に増えていきました．現在，トップトレーナーとして活躍中の加濃正人医師，磯村　毅医師がいち早く，海外での研修に参加してきたこともあり，わたしは両医師のワークショップ（WS）のフリークとなり，全国各地で開催される WS や研修会に足を運びました．

　そのようななかでの，決定的な出会いが 2013 年 3 月にありました．MI についての最新版である「Motivational Interviewing：Helping People Change. Third Edition」（MI-3）が出版されたばかりの頃，MI の創始者であるミラー博士が名古屋に来て WS を実施し，それに参加したことでした．今でもよく覚えているのが，ミラー博士が「来談者と一緒にダンスを踊るような面談を」と何度も述べていたことです．

「説得と反省を促すようなレスリングのような面談から相手と一緒にダンスを踊るような面談．そして，面談がどのように進んでいるのかは，相手の反応から学ぶ」

　ミラー博士のWSに参加したことにより，わたしはよりいっそうMIの素晴らしさに引き込まれていきました．そしてこのとき，「MIは人の行動変容を支援する面接法として効果的であるばかりでなく，対人援助職の面談ストレスを軽減するのではないか」とひらめいたのでした．

　その後，わたしの面談がどのように変わったのだろうか…と時々，考えることがあります．現在においても，まだまだ習熟過程であるものの，MIスタイルが自分のなかで自然になるにつれ，面談自体が楽しくなりました．MIは，行動を選べない状況を丁寧に聞いていく面談スタイルなので，学生が自分のことをよく話してくれるようになりました．そして，不思議なことに学生自身が自分の話す言葉で気づき，自己決定していくことが多くなりました．また，授業，研修などのグループ学習の手法にMIを取り入れると，参加者や学生からの発言が増え，質疑応答が活発になり，交流が増え，集団全体の雰囲気がとても明るくなりました．そして，何よりもわたし自身の面談ストレスが格段に減り，比較的いつも穏やかな気持ちで面談を終えることができるようになりました．

　そしてうれしいことに，この傾向はわたしだけでなく，わたしのWSに継続的に参加してくださっている対人援助職のみなさんにも起こり出していました．みなさんの表情は徐々に穏やかになり，「面談時間が短くなった」「面談が楽しくなった」「すごく楽になった」「来談者さんがよく話してくれるようになった」「行動変容が目にみえるのでやりがいが増えた」などの感想を話してくれるようになりました．

　つまり，わたしがミラー博士のWSのときに直観的にひらめいたこと，「MIは対人援助職の面談ストレスを軽減する」が実際に起こっていました．わたしも含めて周囲の対人援助職のみなさんの面談ストレスが減ったのは，おそらく，ダンスのような面談スタイルに多少なりとも近づいてきているからかもしれません．

　さて，みなさんのなかにはここまで読み進めて，MIを学んで活用できるようになりたいと思われた方がいらっしゃると思います．MIはすぐにできるようになるのか，どれくらいトレーニングすればよいのか，と問われると，それについてはケースバイケースであり，自信をもっては答えられません．ただ，わたしが気づいたのは，なるべく多くのMIらしい面談を読み，動画を見て，そして，自分の面談を評価してもらうことが上達の鍵になるということでした．

　本書を書こうと思ったきっかけは，MIの面談事例は英語が多く，英語を翻訳した資料が中心で，日本人による日本語の面談事例を中心にMIを解説した本が必要だと実感したからです．英語と日本語のニュアンスは異なりますので，できれば，日本人が実際に行った面談事例を中心にMIの魅力や面談の特徴などを解説した本があれば，MIを学ぶ人の参考になることは間違いない，そう考えました．

　本書は，MI-3という最新版をもとに面談事例を中心に書かれたわが国では初めての一冊となります．読み進めるなかで，MIがどのような面談なのか，既存の面談と何が違うのか，なぜ来談者の行動変容を促すことができるのか，これらの疑問が少しずつ解消されていくと思います．

　MIは面談の土台づくりに効果的です．MIスタイルの習得によって，みなさんの面談スタイルが「ダンスのような面談」に変わるとき，そこにはこれまでとは違う時間が流れ，何かが変わると思います．その何かをひとりでも多くの方に体験していただければと強く願っています．

2016年9月

北田雅子

「逆引き MI 学習帳」とは

　MI は，画期的でありながら，どこか懐かしい感じのする面接です．なぜだかわからないけれど面接がうまくいったとき，わたしたちは気づかないうちに MI とよく似たことをしていたりするのです．しかし，それがなぜうまくいったのかについて論理的に分析したり，再現性をもたせたりすることは容易ではありません．私見ではその部分を埋めてくれるのが MI ではないかと考えています．ただ，MI の原理や論理について学習することは，いずれは必要となるにせよ，必ずしも実践に直ちに役立つとは限りません．

　そこで本書では，まず MI による事例を読み，MI を肌で感じていただきながらそこで使われている考え方やテクニック，背景にある態度について順に学んでいく方式としました．事例を読んでいくと，「ああ，こんな言い方ができるんだ」とか，「このセリフは真似してみたい」というような面談者の言葉が出てくるかもしれません．そしてその瞬間こそがみなさんにとって絶好の学習のチャンスなのだと思います．事例の個々のセリフにはさまざまな注釈がついています．気になる部分の注釈を見てみてください．そして事例ごとに載っている解説を読んでみてください．きっとごくスムーズに MI に親しんでいくことができるのではと思います．

　ところで，MI の学習には学ぶべき順番というものがあります．本書の事例はその MI の学習段階に沿って適するものを並べてあります．自分の分野とは違う事例もあるでしょうが，初学者の場合はその順番に読み進めることをお勧めします．すでに MI について学んでおられる人であれば，興味の赴くままにさまざまな現場で活用されている MI のありようを楽しんでいただければと思います．きっとその底に共通して流れる，MI の流儀，精神といったものを改めて感じ取っていただけることと思います．

2016 年 9 月

磯村　毅

医療スタッフのための　動機づけ面接法　逆引き MI 学習帳　もくじ

はじめに　iii
「逆引き MI 学習帳」とは　v

第1章　面談場面でおきているコミュニケーション・エラーの背景　1

第1節　人が行動を変えられない背景：両価性（Ambivalence）　1
第2節　相手の言動を正そうとする言動：正したい反射（Righting reflex）　2
第3節　心理的抵抗：目の前の相手の感情を害しては支援できない　3
第4節　動機づけ面接法（MI）ではない面談をみてみましょう　4
　事例　産業保健師と会社の従業員との面談　4
第5節　動機づけ面接法がもつ2つの顔　7

第2章　動機づけ面接法による面談事例
～来談者のやる気を引き出す面談スタイル～　9

第1節　学習者の学ぶ8段階と面談プロセスとの関係　9

1● 動機づけ面接法の精神と基本スキル　10

第2節　事例から動機づけ面接の「精神」と面談プロセスの「かかわる」を考える　10
　事例1　産業保健師と会社の従業員との面談　10
　1　3つのコミュニケーションスタイル 13／2　MI のスピリット 14／3　面談の4つのプロセス 16
第3節　面談の4つのプロセスを意識して事例を読んでみる　17
　事例2　管理栄養士と社会人フットサルの選手との面談　17
　1　ガイド的スタイルと MI スピリット「是認」と「喚起」 20／2　この事例を面談の4つのプロセスでみる 21／
　3　面談の戦略的スキルである開かれた質問「他には？」で視野を広げる 21
第4節　動機づけ面接法の土台となる「精神」を再確認する　22
　事例3　産業保健師と会社員（管理職）との面談　22
　1　これまでの復習 25／2　面談の戦略的スキルである「要約」で相手に花束を届ける 26
第5節　基本戦略「OARS」　27
　事例4　産業保健師と会社員（営業職）との面談　28
　1　矛盾を拡大してチェンジトークを引き出す 31／2　Open questions：開かれた質問を見つけてみましょう！ 31／
　3　開かれた質問の次には，聞き返しをする 32
第6節　基本戦略「OARS」：聞き返しに注目する　33
　事例5　看護師と外来受診患者さんとの面談　33
　1　聞き返しの種類〈単純な聞き返しと複雑な聞き返し〉 35／
　2　来談者の発話の何を聞き返すかー行動変容へ向かう言葉を識別して聞き返す 37／3　要約 38

2● チェンジトークと抵抗の識別　39

第7節　チェンジトークの識別　39
　事例6　衛生管理者である先輩と職場の後輩との会話　39
　1　チェンジトークを認識しよう 42／2　チェンジトークへの反応 43／3　4つのプロセスでみると 44
第8節　抵抗の識別　45
　事例7　アルコール依存症治療の医療機関の医師と患者さんとの面談　45
　1　抵抗（維持トークと不協和）への対応 50／2　不協和への対応 51／3　維持トークへの対応の基本 53／4　MI スピリット「受容（自律性の支援）」と MI スピリット「協働」 54
第9節　抵抗への対応　55
　事例8　医師と検査をしぶる患者さんとの面談　55
　1　情報提供のタイミング 57／2　相手の側につく 57／3　埋め込まれたチェンジトークの強化 58／4　面談における目標はだれが決めるか 59／5　もうひとつの MI（中立を保つ MI）と MI スピリット「思いやり」 59
第10節　困難な事例から MI での対処をみる　60
　事例9　看護師と入院患者さんの家族との面談　60

1　聞き返しと明確化 **62** ／ 2　時間枠の設定 **62**

3● コミットメント言語を引き出し計画へ　　　　　　　　　　　　　　　　　63

第11節　行動変容に対する重要性と自信を高める　　　　　　　　　　　　　63
　事例10　産業医と男性職員との面談　**63**
　　1　重要性と自信を高める **68** ／ 2　抽象語の明確化 **69**

第12節　変化のための動機を引き出し，計画段階へ移行し，自己宣言を促す　69
　事例11　スクールカウンセラーと高校教師の面談　**69**
　　1　総まとめの要約とカギとなる質問 **74**

第13節　「計画する」段階における目標の優先順位を決める　　　　　　　　75
　事例12　健康運動指導士と会社経営者（利用者）との面談　**75**
　　1　行動目標の優先順位 **78**

第14節　EPE（情報提供）を用いながら面談を進める　　　　　　　　　　79
　事例13　保健師と職員との面談　**79**
　　1　他の人の例示による情報提供／アドバイス **84**

第3章　動機づけ面接法の基礎知識の整理　　　　　　　　　　85

1● MIの精神と面談の基本スキル「OARS」〜来談者とかかわる〜　　　85

第1節　MIの面談スタイルと3つのコミュニケーションスタイル　　　　85
第2節　MIの精神　　　　　　　　　　　　　　　　　　　　　　　　86
第3節　MIスピリット「受容」の4つの要素　　　　　　　　　　　　88
第4節　MIの面談の全体像〜面談の4つのプロセス（The Four Process of MI）〜　89
第5節　MIではない10の事柄　　　　　　　　　　　　　　　　　　91
第6節　面接の12の落とし穴（Thomas Gordon's 12 ROADBLOCKS）　92
第7節　基本戦略 OARS　　　　　　　　　　　　　　　　　　　　　94
第8節　「聞く」Good listening is fundamental of MI
　　　　　〜来談者のジレンマを理解する「複雑な聞き返し」の役割　　　98
第9節　情報提供を行うときのスキル　　　　　　　　　　　　　　　　99
第10節　聞き返し Reflective Listening 〜単純な聞き返しと複雑な聞き返し〜　100

2● チェンジトークと抵抗（不協和と維持トーク）
　　〜チェンジトークの識別とチェンジトークを強める〜　　　　　　103

第11節　チェンジトークの認識・チェンジトークを強める　　　　　　　103
第12節　チェンジトークと維持トーク　　　　　　　　　　　　　　　　104
第13節　MIの丘〜準備段階のチェンジトークから実行のチェンジトークへ〜　104
第14節　チェンジトークへの対応　　　　　　　　　　　　　　　　　　105
第15節　チェンジトークを引き出す戦略　　　　　　　　　　　　　　　106
第16節　抵抗　　　　　　　　　　　　　　　　　　　　　　　　　　107
第17節　不協和への対応　　　　　　　　　　　　　　　　　　　　　108
第18節　維持トークへの対応　　　　　　　　　　　　　　　　　　　109

3● 「引き出す」から「計画する」段階へ移行する
　　〜行動計画についての交渉とコミットメントの強化〜　　　　　　111

第19節　重要性と自信の関係〜来談者は自分ができそうだという自信がない限り，
　　　　　コミットはしない〜　　　　　　　　　　　　　　　　　　111
第20節　来談者の自信を引き出して強化する　　　　　　　　　　　　　111
第21節　変わる準備ができたときのサイン　　　　　　　　　　　　　　112

もうひとつの物語～救急外来でのMI～	115
おわりに	119

- コラム1　愛情の反対は無関心．では正したい反射は？　3
- コラム2　変わる準備ができている人はどれくらい？　6
- コラム3　来談者中心的でかつ方向性をもつ面談スタイル　8
- コラム4　MIの定義　89
- コラム5　なぜMIは依存症の治療や司法の分野で広がったのか　93
- コラム6　チェンジトークは優しく扱う！　106

参考文献・資料　114

第1章
面談場面でおきているコミュニケーション・エラーの背景

第1節　人が行動を変えられない背景：両価性（Ambivalence）

　日々，多様なニーズや課題を抱えた人との面談を行うなかで，本書を手に取ってくださった皆さんは，「なぜ，この人はこんなにひどい状況になっているにもかかわらず，行動を変えないのだろう，または変えられないのだろう」と思う場面に出合っているでしょう．

　例えば，心臓発作で死ぬ思いをすれば，脳梗塞で倒れれば，呼吸器疾患（COPDなど）で苦しい思いをすれば，そして，肺がんや喉頭がんになって手術も成功してやっとの思いで退院すれば，「いい加減にタバコをやめて，処方された薬もしっかり飲んで，ダイエットのために運動や食事制限にも取り組むようになるだろう」と多くの医療従事者は思うはずです．また，眼底出血などによる失明の恐れ，足の切断に至るような神経障害，人工透析が必要になるかもしれない腎疾患など，糖尿病の合併症が悪化すれば，「さすがにこの患者さん，今度こそきちんと食事制限も守ってインスリン注射もするだろう」と同様に思います．また，ひどい二日酔いで無断欠勤を重ね仕事をクビになったり，飲酒によって人間関係が崩壊したり，自動車事故を起こしたりすれば，「いい加減，断酒を考えるだろう」と思うでしょう．さらに，わたしは大学教員ですから，「あれだけ単位を落として進級もままならない状態なのだから，夜中にオンラインゲームをするのはやめて，朝起きてきちんと授業に出てくるだろう」と思います．

　このように，目の前の患者さん，来談者，そして学生などが危機的な状況が迫っていてもなお，行動を変えようとしない場合，わたしたちは，相手を強く説得したり，アドバイスしたり，情報を提供したりして，その「行動を正したい」と強く思います．これは，目の前の相手の望ましくない行動を減らし，悲惨な現状を少しでもよい方向に変えたい，そのために専門職として積極的に介入して何とかしたい，という強い思いが背景にあります．これは対人援助職として当然のことです．

　上記のように心臓発作後，手術も成功して無事退院してきたにもかかわらず，喫煙を再開した来談者に会うと，きっと多くの医療従事者は「喫煙行動をやめさせる方向＝禁煙」を強く主張し，論理的に相手を説得し，「禁煙しなくてはいけない」とその方を納得させようとするでしょう．その方も「そうですね．先生がそこまでおっしゃるのであれば」と言ってその場は帰っていきます．しかし，その方が本当に「禁煙」するかというと…．多くの場合，その場では適当にわたしたちの説得に応じたふりをしますが，喫煙はやめず，ひどい場合にはかえって本数が増えていく…ということがあります．

　このような結果になるのはなぜでしょうか？

　人は，自分の行動や考えにおいて，「変わりたい，でも変わりたくない」「やりたい，でもやりたくない」という2つの相反する気持ちを同時にもつことがあります．これを「両価性（アンビバレンス）」といい，誰もが抱く当たり前のことです．そして，人が行動を変えていく過程において通常，経験する

ことでもあります．両価的な状態は，ひとりで解決することが困難であることも多く，この両価性が解消されない場合，多くの人は，そのこと自体を考えなくなります．そして，この状態の人をある一方向へ説得すると，逆の方向に動機づけられます．

身近な例としてダイエットをしたい奥さんとその旦那さんの会話をみてみましょう．

奥さん　　あ〜あ，どうしても食後のこのケーキがやめられないのよね．この食後のケーキさえ我慢できれば，わたしの体重ってもう少し減ると思うのよね．でもね〜，仕事が終わってゆっくり食事をした後のケーキっていいのよね．

旦那さん　ケーキくらいいいじゃないか．それに僕は，君のダイエットにはあまり賛成しないな．今のままでも健康的だし，十分にきれいだと思うよ．

奥さん　　う〜ん…．そう言ってくれるのはうれしいけど．いや，ダメよ．このお腹のあたりが気になるのよ．それにケーキってひとつ300 kcal以上あるのよ．

旦那さん　ふ〜ん．そこまでわかっているなら，そのケーキ，食べるのをやめたら？　どうせ食べた後，また大騒ぎするんだから．代わりに僕が食べるよ．このケーキさえ食べなければばダイエットがうまくいくんだろ？

奥さん　　う〜ん．でもやっぱり，ケーキは自分へのご褒美だからいいのよ．ケーキのエネルギーの分を運動すれば何とかなるかもしれないし…．それにケーキを食べないことだけがダイエットに成功する要因とは限らないし…．

旦那さん　ふ〜ん．ご自由にどうぞ〜．

　この例のように，旦那さんがケーキを食べるほうに加担すると奥さんはダイエットのほうに傾き，ダイエットのほうに加担すると逆にケーキを食べるほうに傾きます．まるで下図のように2つの気持ちが綱引きをしているようです．先述した来談者の場合は，「もうタバコを吸いたくないなぁ（心臓発作が再発するかもしれない），でもやっぱり吸いたいなぁ（吸っていると落ち着くから）」という相反する2つの気持ちを同時にもっているのだと思います．

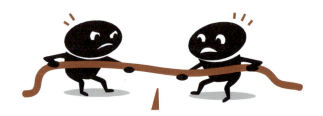

第2節　相手の言動を正そうとする言動：
正したい反射（Righting reflex）

　相手の言動を正したいという反応は「正したい反射」と呼ばれます．最も身近な例を挙げると，自分の名前を間違えられると，「違います．わたしの名前は高田ではなく武田です」と間違いを指摘して相手に直させようとします．

　人は相手が間違ったことを言ったり，行ったりすると，その「考えや行動を正したい」という本能的

な願望をもっています．その願望の強さは個々人の状況，文化的・宗教的伝統によっても異なります．そして，自分の信念や価値観に沿って相手を説得し，納得させ，正しいことをさせようとするものです．しかし，正したい反射から生じる面談者からの「説得」「警告」「問題の直面化」「反省させる」という言動は，実は目の前の来談者の行動変容を妨げる可能性があります．その理由は，第1節で述べたように来談者が迷っている状態（両価的な状態）のときに，わたしたちがその言動について議論したり，無理やり問題に直面化させようとしたりすると，相手はその話題について話をするのを避けるようになります．つまり，わたしたちが「相手のために！」と思って行っていることが来談者の行動変容の妨げになるのです．

もう少し詳しくみていきましょう．なぜ，両価的な状態の人に対して正したい反射からくる説得や議論が逆効果なのでしょうか？

第3節　心理的抵抗：目の前の相手の感情を害しては支援できない

両価的な状態にある人を，ある一方向に説得すると「個人の自由を侵害された」と感じます．そうなると，自分の自由を守ろうという抵抗が生じ，相手の説得と逆の行動（問題行動）に惹かれ，その行動を行う頻度が上がります．これを心理的抵抗と呼びます．

例えば，飲酒が原因で社会生活に支障がある来談者に，お酒をやめさせようとか，飲酒量を控えるように説得すると，飲酒量は減るどころか増えることがあります．また，ダイエットを強く強制すればするほど，食べ物に固執して食べるようになることがあります．

両価的な状態にある人に，あなたの価値観や考えを基本とした「正したい反射」を全面に押し出して，説得したり，議論をしたり，命令したりするとその人の行動変容は促進されるどころか，逆方向に振れます．さらに悪いことにその話題が出てくると嘘をついたり，否定したり，無視をしたり，まったく関心を示さなくなったりすることもあります．図1-1のように面談者側からの正したい反射は，来談者側からの抵抗を生みます．面談者の説得，議論，命令，脅しなどの言動をMIでは「MI不一致」といい，面談中には極力避けることとしています．

コラム3（8頁）でも述べていますが，MIは理論から構築された面談スタイルではなく，アルコール問題を抱える来談者への面接技法を研究するプロセスにおいて，治療成績のよかった治療者の面談スタイルを実証的に解析することから体系化された面談です．そのなかで，ミラー博士やロルニック博士が強調しているのが，面談中，わたしたちは正したい反射を抑えることがいかに重要であるか，ということです．

来談者からの抵抗は，大きく分けて2つあります．ひとつめは「不協和」と呼ばれる「面談者への抵

コラム1　愛情の反対は無関心．では正したい反射は？

正したい反射をどうコントロールするかについて苦労している人は多いのではないかと思います．医療職の人はこの職業を選んだという時点で，正したい反射の強い人が多いと言えるのかもしれません．

「愛情の反対は憎しみではなく，無関心である」とはマザー・テレサの言葉です．では正したい反射は？　これは無関心ではありませんね．いや，むしろ来談者または目の前の人への関心が強いのです．つまり，正したい反射とは，愛情の表れです．自分の正したい反射が強いと感じている人は，実は愛情深い人なのかもしれませんね．

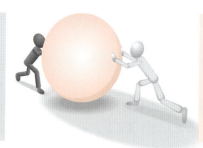

正したい反射 ⇒
★議論
★説得
★問題の直面化
★許可のない情報提供やアドバイス

← 抵抗
★自己をごまかす
★否認
★自己防衛
　結果への恐怖から話題を避ける
★信頼の欠如（面談者への不信感）
★システムへの不満

図1-1　正したい反射と抵抗

抗」です．もうひとつは維持トークと呼ばれる「現状に留まる理由を述べる言動」です．来談者の感情を害し，彼らからの抵抗が強ければ強いほど，来談者は行動変容へは向かいません．

それでは，どのような面談を MI とは呼ばないのか具体例を挙げてみていきましょう．

第4節　動機づけ面接法（MI）ではない面談をみてみましょう

一般に MI に習熟する過程で，学習者は次の2つのステップを踏むことが多いようです．
①やってはいけないこと（MI 不一致）を避けられるようになる
② MI 不一致を避けるのみならず MI らしい対応ができるようになる

そこで，ここではまず MI ではない面談をみてみましょう．会話に MI 不一致と書いてある部分に注目してください．これがやってはいけないことです．また，会話にはまだ説明していない MI の用語についてもそのまま書いています．それについては今の段階ではよくわからなくても心配いりませんが，気になる場合には関連する解説ページを覗いてみてもよいでしょう．

事例　産業保健師と会社の従業員との面談

面談ファイル

健診結果から禁煙指導および受診勧奨をうながされた 50 歳代男性

目標行動	禁煙
場面設定	職場の健康相談
面談者	保健師
対象者	55 歳　男性　企業の従業員 喫煙歴　1日30本　30年間 禁煙について無関心．面談で呼び出されていることに不満

保健師❶　こんにちは．今日はお忙しいなか，お越しいただきましてありがとうございます（MI 一致：是認）．

従業員❶　そうだよ．あんたらと違って，こっちは，毎日毎日朝から晩まで忙しいんだよ．今日だって，職場の健診時に「肺機能が悪い」とかなんとかで，上司にも「一度健康相談に行け」と言われたから…しょうがなく来たんだよ（不協和：システムへの不満）．

保健師❷　それは失礼しました．でも，ご自身の大事なカラダのことですからね（MI 不一致：議

　　　　　　論）．
従業員❷　まぁ…そうだけど．
保健師❸　わたしの手元にもＫさんのお手元にある健診結果と同じものがあるのですが，今回の健診で肺に異常が見つかっているのですよ．ご存知ですよね？
従業員❸　なんでも肺のレントゲン写真を見ると影が映っていて，詳細はCTを撮影しないと何とも言えないけど，肺の検査の結果と併せて考えると，どうもCなんとかという病気だと思われるから，「タバコはやめたほうがいい，ひどくなると鼻から管を入れて酸素をカラダにいれなくてはいけない」って言われたよ．
保健師❹　COPD，つまり慢性閉塞性肺疾患という病気の兆候があるということですね？
従業員❹　そうそう．そんな難しい名前の病名を言っていたよ．
保健師❺　Ｋさん，今日わざわざ来ていただいたのはこの病気の説明をするためです．この病気の場合，タバコが主な原因ですし，禁煙の他には決め手になる治療法もないので，禁煙しないといけません．このままだと本当に悪くなってしまいますよ（MI不一致：無許可の情報提供）．
従業員❺　健診後の保健指導でもそんな調子で脅されてばかりでうんざりしたよ．でもね，まずは自分の肺の状態とタバコについてもう少し知りたい気もするんだよ．そんなに悪いんですかねえ．
保健師❻　わかりました．それでは，わたしが説明できる範囲でお話をさせていただきますね．この検査を覚えていますか？　たくさん息を吸いこんで吐き出すもの（質問に答える情報提供）．
従業員❻　はい．あの，鼻をつまんでやる検査ね．
保健師❼　この検査の結果から，肺の働きがわかるのですが，年々，特に吐き出すほうが低下しているのですよ．この値はやはり年齢とともに若干下がってくるものですが，Ｋさんの年齢を考慮すると少しその下がり方が急激なのです．
従業員❼　ふん…それで，タバコがその原因ではないかと….
保健師❽　タバコだけではなく，大気汚染なども関係するのですが，Ｋさんの場合，粉じんが多い工場での作業もありませんので，そうなると，やはり一番身近な喫煙をそろそろ考えてもよい時期かもという気はします（MI不一致：無許可の助言）．
従業員❽　なるほど….タバコを吸っていること自体がこの粉じんを吸い込んでいるようなものだということですか？
保健師❾　はい．そのように考えていただいてよいと思います．
従業員❾　（沈黙）う～ん．
保健師❿　（沈黙）
従業員❿　今すぐに禁煙というのは無理だなぁ～（維持トーク＋埋め込まれたチェンジトーク）．
保健師⓫　いや，この際そんなことを言っている場合ではないですよ．下がり方が急なのですから．それに影も見つかっているし（MI不一致：脅し）．
従業員⓫　そんなこと言われても，すぐに禁煙は無理ですね（維持トーク）．
保健師⓬　みなさん，最初はそう言われるんですよ．でも，今は禁煙するのにいい薬もありますし，Ｋさんならきっと禁煙がうまくいきますよ（MI不一致：説得／保証）．わたしたちも手伝いますから一緒に考えてみませんか？（MI不一致：無許可の助言）

従業員⓬　言っていることはわかりますが，でも自分は意志が弱いから（維持トーク：自己防衛）．
保健師⓭　いえ，意志が弱いのではなくて，タバコは依存性が強いからひとりでは，やめにくいだけです（MI不一致：無許可の情報提供）．Kさんなら大丈夫ですよ（MI不一致：保証）．
従業員⓭　いや，ちょっと待ってくださいよ．そんなふうに軽く言わないでもらいたいね．そもそもあなたはタバコを吸ったことあるんですか？（不協和：不信感）
保健師⓮　いえ．すみません（不協和への応答）．でも，もしやめたいと思ったら，またご相談ください．禁煙外来などで楽に禁煙できる方法を説明しますから（MI不一致：無許可の助言）．今日はありがとうございました．またいつでも来てくださいね．
従業員⓮　今度いつ来るかは，約束はできませんがね（不協和）．

　この面談では，保健師が正したい反射に従って，どんどん説得したり，議論したり，「大丈夫だ」と保証したりすればするほど，ああ言えばこう言う，という展開となって，最後にはけんかになりそうになってしまいました．まるで保健師と来談者はレスリングをしているかのようです．これではいくら熱意があっても，いやむしろ熱意があればあるほど，面談は空回りし，保健師は消耗してしまうことでしょう．また一生懸命やっているのに来談者からは嫌われてしまうでしょう．何よりこの来談者は次の面談に来るでしょうか？　MI不一致といわれる言動が多ければ多いほど，来談者との信頼関係の構築に悪い影響を与え，面談の継続を不安定なものにします．
　それでは，この面談はどのようにすればよかったのでしょうか？　第2章から具体的にMIを用いた

コラム2　変わる準備ができている人はどれくらい？

　変化のステージ理論で有名な DiClemente の研究によると，3分の2以上の人が「行動変容について葛藤がある」と答えているそうです．そして，ミラー博士によるとMIはもともと「行動変化の準備ができていない人のためにデザインされた面談スタイルである」とされています．これは，どういうことでしょうか？　下記に行動変化のステージモデルを示しています．つまり，MIは主として「無関心期」「関心期」の人を対象にデザインされているということになります．もちろん，「準備期」や「実行期」，「維持期」であっても両価性が残っている場合は多く，支援の対象となります．

```
                                        維持期（続行中）
                              実行期（開始）
                    準備期（やろうと準備中）
          関心期（興味はある）
無関心期（興味なし）
```

　特に問題となるのは，無関心期や関心期です．無関心期では，医療機関に助けを求めてくること自体が珍しいのです．健康診断で喫煙者に出会った場面を思い浮かべていただければよいと思います．「禁煙したいのです．助けてください」と訴える人は少数でしょう．それでは，喫煙者に対して援助職は何ができるのでしょうか？この時期に有用な科学的に体系だった心理療法は乏しく，わたしの知る範囲ではほとんどMIに限られるのではないでしょうか．いきなり禁煙をすることは難しくても，MIで来談者と関わり続けることで行動変容のステージを移行させることができるのです．

面談事例をみていきます．そしてうれしいことに，MIは，レスリングではなくダンス．来談者に嫌われるのではなく，来談者に好かれる．そんな自然で楽しい面接法であることが特徴なのです．

第5節　動機づけ面接法がもつ2つの顔

　ここで，MIがもつ2つの特徴と定義について整理しておきたいと思います．MIは，来談者中心的なスタイルであり，その人の関心やモノの見方に焦点を当てます．これはカール・ロジャーズと同僚が提唱した理論に基づいています．**動機づけ面接法では，対処法を教えたり，認知を変えたり，過去を掘り返したりせず，来談者が現在，何を求めているのか，何を心配しているのかに焦点を当てていきます**．おそらく，ここまで読んでいただき，来談者中心的なアプローチをとても大事にしていることがおわかりいただけたと思います．

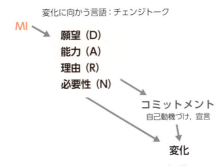

図1-2　来談者の言語と行動
（2015年 TNT JAPAN ミラー博士の資料を参考に北田作成）

　そして，もうひとつ大事な要素があります．それは，MIでは，行動変容を促すために両価性の解決を意図して，特定の変化の方向を目指して面談が進められることです．つまり，MIには来談者中心的でありながら特定の方向を目指すという2つの顔があるのです．

　さて，第2章から具体的な面談事例をみていきますが，その前にMIが，どのような面談構造をもっているのか図1-2をご覧ください．面談の初期には変化に向かう言語（**チェンジトーク**）はあまり聞かれないことでしょう．しかし，来談者中心的にかかわる面談を通じて引き出し，増やすように試みるのです．もちろんいつも順調にいくとは限りません．来談者からの抵抗を招き，「変わりたい」という変化に向かう言語が減り，不協和や**維持トーク**（現状にとどまろうとする発語）が増えていく場面も出てきます．しかしその場合も来談者に寄り添い，来談者からの抵抗を少しずつ和らげていくことによってチェンジトークが増えていきます．そして，MIではこの変化に向かう言語を強め，最終的には行動変容を促すことを目的としています．

コラム3　来談者中心的でかつ方向性をもつ面談スタイル

　MIは理論から構築された面談スタイルではなく，アルコール問題を抱える来談者への面接技法を研究するプロセスにおいて，治療成績のよかった治療者の面談スタイルを実証的に解析することから体系化されていきました．

　例えば，来談者の抵抗を減らす面談は治療のよい結果につながる，来談者への共感度が高い治療者は治療成果が高い，来談者の行動変容へ向かう言語を選択的に強化すると来談者の行動変容が促進される，などです．このような結果は，すべて実証的な検証結果から得られており，その結果と理論（来談者中心療法，認知的不協和理論，自己認識理論，多理論統合モデルなど）を関連づけてMIのスタイルができあがってきたといえるでしょう．

　ミラー博士とロルニック博士が「MI自体が日々進化するプロセスをもつ有機体（生き物）である」と述べているように，日々進化しています．「進化する」ということは同じ場所に留まらない，常に発展し続けるものである，ということです．わたしも含めた多くの学習者が時々，霧の中に入っていくような不安な気持ちになるのは，MIがこのような特徴をもつからかもしれません．しかしこれは一方で，よりよい面談へ展開し続けるという魅力的な面でもあります．

第2章
動機づけ面接法による面談事例
〜来談者のやる気を引き出す面談スタイル〜

第1節　学習者の学ぶ8段階と面談プロセスとの関係

　MIは，図2-1に示すように「面談の土台となる精神」を大事にし，面談のプロセスを意識して面談を進めます．面談を戦略的に進める面談スキルは「OARS＋EPE（情報提供スキル）」と呼ばれています．ミラー博士らは学習者がMIを学ぶ段階を8段階に整理しています（図2-2）．第3章にもう少し詳しく記述しています．

戦略的スキル　OARS+EPE

OARS：
- Asking Open questions：開かれた質問
- Affirming：是認
- Reflective Listening：聞き返し
- Summarizing：要約

EPE
- Elicit（引き出す）
- Provide（提供する）
- Elicit（引き出す）

面談の4つのプロセス
①Engaging：かかわる，②Focusing：フォーカスする
③Evoking：引き出す（喚起），④Planning：計画する

面談の精神　PACE
- Partnership：協働
- Acceptance：受容
  - ・絶対的な価値
  - ・正確な共感
- ・自律性の支援
- ・是認
- Compassion：思いやり
- Evocation：喚起（引き出す）

図2-1　MIピラミッド

学習の8段階

1. MIの精神 ⇒ すべてのプロセスにおいて意識される
   特に面談初期段階の「かかわる」のプロセスにおいて重要
2. OARS：来談者中心の面談スタイル ⇒ すべてのプロセスで活用されるスキル
3. チェンジトークと維持トークの認識 ⇒ フォーカスする，引き出す
4. チェンジトークを引き出し強化する ⇒ 引き出す
5. 維持トークと抵抗への対応 ⇒ かかわる，引き出す
6. 変化への計画を発展させる ⇒ 計画する
7. 宣言を強化する ⇒ 計画する
8. 他の方法との統合

Planning　計画する
Evoking　引き出す（喚起）
Focusing　フォーカスする
Engaging　かかわる

図2-2　MIの学習の8段階と面談の4つのプロセスとの関係
（Motivational Interviewing Training New Trainers Manual. p.11, Sep, 2014：北田訳）

1 ● 動機づけ面接法の精神と基本スキル

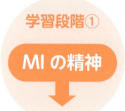

学習段階①
MIの精神

すべてのプロセスにおいて意識される
特に面談初期段階の「かかわる」のプロセスにおいて重要

第2節　事例から動機づけ面接の「精神」と面談プロセスの「かかわる」を考える

　この第2章から紹介する事例は，図2-2の学習の8段階と面談のプロセスとの関係を意識しながら読んでいただければと思います．なお，本章事例は，実際の面談を元に書きおこし，最低限の編集をしたものですので，読みづらい箇所があると思いますが，あらかじめご了承ください．

事例1　産業保健師と会社の従業員との面談

　この事例は，第1章で紹介した事例をMIを用いて行ったものです．比較しながら読んでみてください．

面談ファイル

健診結果から禁煙指導および受診勧奨を促された50歳代男性	
目標行動	禁煙
場面設定	職場の健康相談
面談者	保健師
対象者	55歳　男性　企業の従業員 1日30本　30年間 禁煙について無関心．面談で呼び出されていることに不満

保健師❶　こんにちは．今日はお忙しいなか，お越しいただきましてありがとうございます（相手の行動を是認：MIスピリット受容（是認））．

従業員❶　そうだよ．あんたらと違って，こっちは，毎日毎日朝から晩まで忙しいんだよね．今日だって，職場の健診時に「肺機能が悪い」とかなんとかで，それに，上司にも「一度健康相談に行け」と言われたから…しょうがなく来たんだよ（不協和）．

保健師❷　そうだったのですね．本当は来るのが面倒で嫌だったのですね（MIスピリット受容（正確な共感），*1 R複雑な聞き返し）．それなのに，お忙しい時間を何とか工面してこうして健康相談室に来てくださってありがとうございます（相手の行動を是認：MIスピリット受容（是認））．

従業員❷　ええ〜…まぁ…ね．
保健師❸　今日の面接は15分間を予定していますが，よろしいですか？（MIスピリット協働）
従業員❸　それくらいならいいですよ．
保健師❹　わたしの手元にもKさんがすでにお持ちの健診結果と同じものがあります．健診時に肺の病気について説明されたということですが，どのようなお話を医師から聞いたのか教えてもらえますか？（O開かれた質問，EPEによる情報提供）
従業員❹　なんでも肺の写真を見ると影が映っていて，詳細はCTとか何かを撮影しないと何とも言えないけど，肺の検査の結果と併せて考えると，どうもCなんとかという病気だと思われるから，「タバコはやめたほうがいい，ひどくなると鼻から管を入れて酸素をカラダにいれなくてはいけない」って….
保健師❺　COPD，つまり慢性閉塞性肺疾患という病気の兆候があるという….
従業員❺　そうそう．そんな難しい名前の病名を言っていたよ．
保健師❻　Kさんがここに来るのが嫌だったのは，その病気のことに関連して禁煙を無理やり勧められるのでは，と思ったのですね（MIスピリット受容（正確な共感），R複雑な聞き返し（感情））．
従業員❻　まぁ，そんなところですかね．えっ，禁煙を勧めないの？
保健師❼　健康管理を専門とするわたしの立場では，やはり，この結果をみると禁煙を勧めたくなりますね（MIスピリット協働と思いやり，質問に答える情報提供）．ただ，やはり，どのような行動を選択するかはKさんが選ぶものだと思っています（MIスピリット受容（自律性の尊重））．Kさんご自身は，今回の健診結果と医師の説明を受けて，どのように思われたのですか？（MIスピリット喚起，O開かれた質問，EPEによる情報提供）
従業員❼　そうだなぁ．まずは，自分の肺の状態とタバコについてもう少しわかりやすく知りたいかな（チェンジトーク：願望）．健診後の保健指導では脅されてばかりで頭にきてね．
保健師❽　感情的にならずに冷静に自分のタバコについて考えたいのですね（MIスピリット受容（正確な共感），R複雑な聞き返し（感情））．
従業員❽　そうだね….本当にあれこれとまくしたてられてね．さすがにうんざりしたんだけど，あそこまで言われるとちょっと不安にもなってきてね（チェンジトーク：必要）．
保健師❾　少し不安になってきた（*¹R単純な聞き返し）．それで，この際だから自分の健康状態をもう一度しっかり把握し，そのうえでタバコとの付き合い方も考えてみたい（MIスピリット受容（正確な共感），R複雑な聞き返し：パラグラフを続ける）．
従業員❾　そうだね．まずは，もう一度冷静にしっかりと説明を聞いて現状を把握して，タバコについても考えたいかな（チェンジトーク：願望）．
保健師❿　それでは，わたしが説明できる範囲でお話をさせていただきますが，よろしいですか？（MIスピリット協働，EPEによる情報提供）
従業員❿　はい，いいですよ．

---

*¹ R単純な聞き返しと複雑な聞き返し

聞き返しには大きく分けて単純な聞き返しと複雑な聞き返しがあります．簡単に説明すると，単純な聞き返しは来談者の発言をオウム返しのように繰り返す聞き返しです．それに対して複雑な聞き返しは，この事例に紹介されているように，来談者が言語化していない「感情」や「価値観」を聞き返したりするタイプが含まれます．詳細は第3章を参照してください．

保健師⑪	この検査，覚えていらっしゃいますか？　たくさん息を吸いこんでふ〜っと息を吐き出すものです．	
従業員⑪	はい．あの，鼻をつまんでやる検査ね．	
保健師⑫	この検査の結果から，肺の働きがわかるのですが，年々，特に吐き出すほうが低下しているのですよ（一秒率の結果を説明する）．この値はやはり年齢とともに若干下がっていくものですが，Kさんの年齢を考慮すると少しその下がり方が急激なのですよ．	
従業員⑫	はい…それで，タバコがその原因ではないかと…．	
保健師⑬	タバコだけではなく，大気汚染などの環境面も関係するのですが，Kさんの場合，粉じんが多い工場での作業もありませんので，そうなると，やはり，タバコについてそろそろ考えてもよいのでは…という気はします（MIスピリット協働：許可を得た助言）．	
従業員⑬	なるほど…．タバコを吸っていること自体がこの粉じんを吸い込んでいるようなものだということですか？	
保健師⑭	はい．そのように考えていただいてよいと思います．	
従業員⑭	（沈黙）う〜ん．	
保健師⑮	（沈黙）	
従業員⑮	今すぐに禁煙というのは無理だなぁ〜（維持トーク＋埋め込まれたチェンジトーク）．	
保健師⑯	禁煙するには少し時間が必要…（抵抗（維持トーク）への応答：埋め込まれたチェンジトークへの複雑な聞き返し）．	
従業員⑯	時間が必要というよりは，今まで一度もやったことがないから，どうなるか不安なんだよね（維持トーク＋埋め込まれたチェンジトーク）．	
保健師⑰	経験されていないことをやろうとするのは誰でも不安ですよね（MIスピリット受容（是認））．時間というよりは気持ちの問題だと（R複雑な聞き返し）．	
従業員⑰	そうなんだよね．	
保健師⑱	ところで，そろそろ約束の15分間になりますね．わたしから次回の面談の件で提案してもよろしいですか？（MIスピリット協働：許可を得た提案）	
従業員⑱	はい．	
保健師⑲	今すぐ禁煙というのは自信がないもののタバコとの付き合い方をそろそろ考えてみたいということですね（S要約）．	
従業員⑲	そうですね．すぐに禁煙は無理です（維持トーク）．	
保健師⑳	では，次回の面談のときに，タバコとの付き合い方について，減らすことやめることも含めて一緒に考えてみませんか？（MIスピリット協働：許可を得た提案）	
従業員⑳	そうですね．それなら気分的にも楽です．よろしくお願いします．	

⋮

面談その後　2週間後に本人から面談希望があり，再度面談を行った．2回目の面談時には，喫煙の代わりとなるストレスの対処法について一緒に話し合いながら，週末だけ禁煙を実行する「休肺日」を設定することにした．まずは職場以外での禁煙からチャレンジすることになった．

この面談から考えてみましょう！

いかがでしたか？ この事例のなかでいくつか耳慣れない言葉もみられたと思います．「チェンジトーク」と「抵抗」については，4頁と7頁を再度ご覧ください．また，チェンジトークの詳細については第3章をご覧ください．ここでは，MIの概要（精神），「かかわる」という面談のプロセスについてコミュニケーションスタイルから解説をしてみたいと思います．

解 説

1 3つのコミュニケーションスタイル

第1章では，面談者が正したい反射に突き動かされて，ストレートに「ああしろ，こうしろ」と説得する（指示的スタイル）と逆に反発を招きやすい（抵抗が生じる）ということを説明しました．そしてMI不一致（説得，議論，命令など）という概念を紹介しました．それでは，MIでは，説得しないのであればどうするのか，ということになりますね．ただ来談者の話に耳を傾け，話の流れに追従し，来談者が行動変容するのを待つしかないのでしょうか．

来談者の話に真摯に耳を傾け，共感を深めていくことができれば（追従的スタイル），話の流れについていくだけでも，来談者が行動変容することはしばしばあります．それは，両価性があるからですね（来談者自身にも変わりたい気持ちがあるわけです）．しかしMIでは，もう少し積極的に相手とかかわりながら，変化を促すように働きかけます．このスタイルを「ガイド的スタイル」と呼びます．つまり，コミュニケーションは大きく，①指示的スタイル，②追従的スタイル，③ガイド的スタイルの3つに分けられます．そして，3つのそれぞれに役割と特徴があります（⇨第3章第1節）．

この事例をよくみると，面談者である保健師は，頭ごなしに「禁煙しろ」とは言っていませんが，そうかといって，来談者の話の流れにそのまま乗っているだけでもありません．来談者とのやり取りのなかで必要な情報提供やアドバイス（禁煙したほうがよい）をしています．これはちょうど旅行のガイドが旅行者の希望を聞きながら必要な情報を提供したり，アドバイスしたりするのに似ています．例えば保健師❼では率直に禁煙の必要性を説いています．他にもそのようなガイド的スタイルが典型的に表れている保健師の発言が6カ所あるので探してみてください．

保健師❿ それでは，わたしが説明できる範囲でお話をさせていただきますが，よろしいですか？

保健師⓫ この検査，覚えていらっしゃいますか？ たくさん息を吸いこんでふ〜っと息を吐き出すものです．

保健師⓬ この検査の結果から，肺の働きがわかるのですが，年々，特に吐き出すほうが低下しているのですよ（一秒率の結果を説明する）．この値はやはり年齢とともに若干下がっていくものですが，Kさんの年齢を考慮すると少しその下がり方が急激なのですよ．

保健師⓭ タバコだけではなく，大気汚染などの環境面も関係するのですが，Kさんの場合，粉じんが多い工場での作業もありませんので，そうなると，やはり，タバコについてそ

ろそろ考えてもよいのでは…という気はします (MIスピリット協働：許可を得た助言).

保健師⓲ ところで，そろそろ約束の15分間になりますね．わたしから次回の面談の件で提案してもよろしいですか？

保健師⓴ では，次回の面談のときに，タバコとの付き合い方について，減らすことややめることも含めて一緒に考えてみませんか？ (MIスピリット協働：許可を得た提案)

2 MIのスピリット（精神：詳細は第3章2節）

　MIが来談者と面談者が2人で踊るダンスだとすれば，その背景に流れている音楽がスピリットであるとイメージしてください．音楽のないダンスが味気ないように，スピリットがないMIも考えられないのです．MIの基礎となる精神のありようがスピリットです．

　MIスピリットには，①協働，②受容，③思いやり，④喚起の4つの要素があります．②の受容はさらに「正確な共感」「是認」「自律性の支援」「人としての絶対的価値」に分かれます．ヘルスケアの場面で最も面談者を悩ませるのは，来談者の気持ちと面談者の期待が食い違うときです．そのようなときが，MIスピリットが最も問われる瞬間です．この事例では冒頭からそうでしたね．

　　従業員❶ そうだよ．あんたらと違って，こっちは，毎日毎日朝から晩まで忙しいんだよね．今日だって，職場の健診時に「肺機能が悪い」とかなんとかで，それに，上司にも「一度健康相談に行け」と言われたから…しょうがなく来たんだよ．

この後，保健師はどのように応対していたでしょうか．あるいは普段のあなたならどのように応対しますか？　実際のセリフを確認し，細かく区切ってみていきましょう．

　　保健師❷ ①そうだったのですね．本当は来るのが面倒で嫌だったのですね (MIスピリット受容（正確な共感），R複雑な聞き返し)．②それなのに，お忙しい時間を何とか工面してこうして健康相談室に来てくださってありがとうございます (相手の行動を是認：MIスピリット受容（是認)).

　①では，保健師は議論を避け，「本当は来るのが面倒だった」と相手の気持ちを想像して聞き返し，自分の理解が正確かどうかをさりげなく確認しています．相手の状態や気持ちを正確に理解しようと想像力を働かせ，自分が理解したと思った内容を相手に伝え返して（ここが重要です），お互いに気持ちが通じ合っていると確認することを「正確な共感」といいます．非常に短いセリフですが，この「聞き返し」の一言はきわめてMIに特徴的・普遍的な対応といってよいでしょう．特に，感情的になっている人を相手にするときには，議論を避けるために聞き返しによる正確な共感は非常に有効です．

　MIスピリットの「受容」とは，良くも悪くもひとりの人間として相手を丸ごと肯定的に受け入れるということです．気をつけなければならないのは，この「受容」というのは，ただ相手を受け入れたつもりになればよいのではなく，あくまで正確に理解するように努力し，その自分が理解したことを口に出し，相手と確認し合う必要があるということです．言葉のやり取りを通じてお互いに心を通わせ，「正確な共感」を目指していくのです．ですから「正確な共感」は「受容」にとって欠くことのできない大切な要素です．

　一方，こうした努力をすることで，面談者は，来談者に向かって「あなたは他人から理解されるに値

する大切な人なのですよ」というメッセージを送ることになります．これは相手を「是認」することにもなります．

②では，保健師は，相手からよい行動，努力，強みを見出して，それに直接言及しています．これを「是認」といい，是認もMIスピリット「受容」の要素のひとつです．

続いて，禁煙について両者の考えの違いが明らかとなる箇所をみてみましょう．

> **保健師❻** Kさんがここに来るのが嫌だったのは，その病気のことに関連して禁煙を無理やり勧められるのでは，と思ったのですね．
> **従業員❻** まぁ，そんなところですかね．えっ，禁煙を勧めないの？

その後，保健師は何と言っていたでしょうか．実はそのセリフのなかにMIスピリットの4つの要素がすべて含まれています．では保健師のセリフを細かく分けて順にみてみましょう．

> **保健師❼** ①健康管理を専門とするわたしの立場では，やはり，この結果をみると禁煙を勧めたくなりますね．②ただ，やはり，どのような行動を選択するかはKさんが選ぶものだと思っています．③Kさんご自身は，今回の健診結果と医師の説明を受けて，どのように思われたのですか？

> ①健康管理を専門とするわたしの立場では，やはり，この結果をみると禁煙を勧めたくなりますね．

ここでは，来談者の戸惑いの混じった質問に，控えめながら専門家として率直に答えています．MIでは，面談者と来談者は対等なパートナーとして接します．面談者は健康や心理の専門家，来談者はその人自身の人生の専門家ということです．お互いに気持ちや情報を交換しながら会話を進めます．これを「協働」といいます．ですから，来談者の気持ちを無視して説得したり，命令したりすることもしません．しかし，ただ従順に話を聞くだけという態度もとりません．

もっとはっきり言うと，面談者と来談者の考えや希望が食い違う場面でも，その変化（この場合，禁煙）が来談者の幸せのために重要だと思えば，変化に向かうように面談を進めます．この来談者の福利を優先することを「思いやり」といいます．例えば，もう何年も高血圧で通院しているのにかかりつけ医から一度も禁煙を勧められたことがないという患者さんがいます．もしかすると，この医師は患者さんを失うことを恐れて禁煙の話を持ち出すことを避けていたのかもしれません．その場合，患者さんの福利よりも自分の経済的な利益のほうが優先されているわけで「思いやり」があるとはいえません．もちろん，こうした先生方でも，心の底では思いやりの気持ちをもっている人がほとんどでしょうから，嫌われることなく禁煙の話題を持ち出す方法（例えばMI）があることを学べば喜んで禁煙の話題に取り組むことでしょう．

> ②ただ，やはり，どのような行動を選択するかはKさんが選ぶものだと思っています．

「どのような行動を選ぶかはKさんが決めること」．このようなことを言われるとぎょっとしますよね．見放されたように感じる人もいるかもしれません．このように相手を信頼し，自分の行動は自分で選択することができるという，相手をひとりの人間として尊重する姿勢を「自律性の支援」といい，こ

れも MI スピリット「受容」の一要素です．このように，相手から信頼されると，ああしろこうしろと命令されて反発していたときと違って，かえって自分のことを真剣に考え始めるケースも少なくありません．不思議といえば不思議ですね．

③Kさんご自身は，今回の健診結果と医師の説明を受けて，どのように思われたのですか？

「喚起」とは，来談者から考えや気持ち，モノの見方，アイデアを引き出していくことを指します．MI スピリットのなかでも最もユニークな要素といえるでしょう．実際にここでは，来談者から「まずは自分の肺の状態ついて正確に知りたい」という希望が出てきました．それに即して保健師は面談を続けていくわけです（ここでは情報を提供しています）．

3 面談の4つのプロセス

　読者の皆さんのなかには，この事例を読んで「結局，来談者は『禁煙する』とは言っていないし，尻切れトンボだなあ」と感じた人もいるかもしれません．確かに来談者によっては1回の面談で「禁煙します！」と決心する人もいるでしょう．しかし，MI では，あくまで相手の気持ちを引き出すことを念頭に置き，相手のペースに合わせてダンスを踊りながらゴールを目指します．面談を始めてから最終ゴールまでのプロセスを MI では，①かかわる，②フォーカス（焦点）する，③引き出す（喚起），④計画する，の4つに分けて考えます（図2-2参照）．

　この面談では，来談者ははじめ嫌々やって来ました．ダンスを踊るようなムードではありませんでしたね．それで，まずは来談者との信頼関係を構築することが必要になります．それが①「かかわる」です．続いて，この面談でのテーマである禁煙が出てきます．それが②「フォーカス（焦点）する」ですね．そして③「引き出す（喚起）」に進みます．まず来談者から「自分の肺の状態を正確に知りたい」という希望が表明され，保健師から情報提供が行われたものの，「今すぐに禁煙は無理」ということでした．その一方で，「タバコとの付き合い方を考えてみたい」という気持ちが引き出されてきました．最後に次回の面談を予定するという計画が了承されました．これが④「計画する」ですね．ここでは，禁煙という最終ゴールは計画できなかったものの，2人の協働作業によって生まれた当面の目標（共有できる目標）は計画されたといえるでしょう．

　この4つのプロセスのなかで MI に最も特徴的なのは，③の「引き出す（喚起）」です．ただし，すべての基本となるのが第1段階のプロセスである①「かかわる」であるということも強調しておきます．

　この事例では，来談者から「タバコについて考えてみようかな」という気持ちが引き出せているのに，ここで面談を終えるのはもったいないと思うかもしれません．しかし，面談時間を守ることは大切です．特に，勤労者には時間的に余裕がない人も多いので，面談時間を守ってもらえると思うと次回の面談にも安心して来てくれるでしょう．もちろん，MI は「協働作業」ですから，面談者に時間的余裕があるならば，来談者に面談時間の延長について尋ねることもできます．来談者にも時間的余裕があるならば面談を延長することも可能でしょう．

　皆さんのなかには，やっと面談にこぎつけた相手に，ここぞとばかりにあれやこれやと情報を提供し，助言をし，約束の時間を大幅に延長したという経験をもつ人もいることでしょう．そのような面談をした後，その面談の相手だった来談者はどうなりましたか？　面談の時間を守るというのは，相手を尊重する態度のひとつだとわたしは思います．面談は相手との協働作業ですから，できれば MI スピ

リットを意識し，相手と自分の都合を合わせて柔軟に面談を進めていくというのはいかがでしょう．

第3節　面談の4つのプロセスを意識して事例を読んでみる

事例2　管理栄養士と社会人フットサルの選手との面談

それでは次の事例をみてみましょう．この事例は，社会人のフットサルチームで活躍している女性従業員と職場に常駐している管理栄養士との面談になります．この職場は従業員の健康づくりに力をいれている企業でもあり，管理栄養士による健康セミナーも定期的に開催されています．さて，ちょっと深刻な表情で入ってきた女性従業員です．どのような相談内容なのでしょうか？

面談ファイル

パフォーマンス向上のために減量が必要な20歳代女性

目標行動	減量（5 kg）
場面設定	職場の健康相談室
面談者	管理栄養士
対象者	28歳　女性 体重 62 kg　BMI 23　体脂肪率 28% 社会人フットサルチームで活躍中の女性従業員

栄養士❶　こんにちは．Aさん，お久しぶりです．今日はどのようなご相談ですか？ **(O 開かれた質問)**

女　性❶　いや〜，やせたいんですよね．でも，食事の量を減らすのって嫌で．運動だけでどうにかならないですかね．

栄養士❷　食事以外の方法で減量をしたい **(R 単純な聞き返し)**．

女　性❷　はい．わたし，フットサルをしているのですが，チームトレーナーには「あと5 kg減らすように」と言われているんですけど，自分ではあまりその必要性を感じていなくて．でも，何となく今のままでは，まずいような気もして….

栄養士❸　なるほど．5 kg減らす理由がよくわからない，ダイエットは必要だと思うけど，5 kgも減らす必要はない気がする… **(R 単純な聞き返し)**．そもそも，どうして体重を減らす必要があるのかしら？ **(O 開かれた質問)**

女　性❸　最近，けがが多くて….それも足首とか膝とか….それで，チームトレーナーが「体重をもう少し減らせばけがの頻度が減るから」って….確かに，会社に入ってから体重が5 kg増えたし，だから，トレーナーが「元の体重に戻せ」って言うのもわかるんですが，食事量を減らせなくて．どうしても食欲が止まらないんです．

栄養士❹　なるほど．けがが続くのはつらいですもんね **(R 複雑な聞き返し（感情）)**．また，そろそろシーズンに入るし，あなたは戦力だし，チームの勝利を考えると万全の状態でいてほしいという周りからの期待もあるわけですね．そう考えると，何とか食欲もコントロールしたい，体重を少しは減らさないと，という気持ちもある **(S 要約＋R 複雑な聞き返し)**．

女　性❹　そうなんです．でも 5 kg は無理なんです．シーズン入りまで 2 カ月しかないし，それに短期間で体重が減るのは骨格筋量が中心だって，栄養士さんも説明していたじゃないですか．

栄養士❺　はい．そうですね．この前の健康セミナーの内容を覚えてくれていて嬉しいです（A 是認）．そして，これまで 2 カ月で 5 kg 減らした経験はない（R 複雑な聞き返し：パラグラフを続ける）．

女　性❺　そうなんです．3 kg ならできるんです．でも，5 kg は無理なんです．5 kg 減らせなくても 3 kg 減でけがをしにくいカラダづくりってできないのでしょうか？

栄養士❻　なるほど，3 kg なら減らせそう（R 単純な聞き返し）．3 kg 減量でも 5 kg 減量に相当するパフォーマンスが得られれば取り組んでみたい（R 複雑な聞き返し）．

女　性❻　はい（体重減の目標については合意）．

栄養士❼　なるほど．ところで具体的な減量の話に進む前にもう少し確認したいことがあるのですが，Aさんにとっては，体重が減ると競技のパフォーマンス向上以外にどのようなよいことがあるのでしょうか？（E 引き出す（喚起する）質問 O 開かれた質問）

女　性❼　そうですね．最近，お腹周りが気になってあまり T シャツとか着ていなかったから，またカラダのラインを気にしなくても気軽に着られるようになりたいなぁと思います．

栄養士❽　他には？（O 開かれた質問）

女　性❽　以前のベスト体重に近づくとカラダが軽くなるので，気持ちもさらに前向きになるような気がしますね．

栄養士❾　なるほど．Aさんにとっては，競技パフォーマンスの向上，おしゃれのバリエーションが増える，メンタル面で前向きになれるということで，体重が減るのはよいことづくめなんですね（S 要約）．

女　性❾　はい！　でも…．そうはいっても食べるのが好きだし，最近，お菓子がやめられなくて，コンビニエンスストアに行くと買ってしまって，食事だけでどうにかするのは無理なんです．ただ，クラブでの練習量も多いし，今以上に練習量を増やすのは無理なんです（維持トーク）．どうしたらいいんでしょうか？

栄養士❿　なるほど．自分ではこれ以上運動量は増やせない，食欲をコントロールできる自信がもてない，そして，3 kg は減量したい…（R 両面をもった単純な聞き返し）．

女　性❿　はい…．

栄養士⓫　ところで，体重を 3 kg 減らした状態で 5 kg 減らした状態に相当するパフォーマンスをするためには，何が鍵になると思いますか？（E 引き出す（喚起する質問）O 開かれた質問）パフォーマンスが大事なんですよね．ということは…．

女　性⓫　（しばらく考えて…）骨格筋量！　筋肉が減るとパフォーマンスが落ちるから，ターゲットは脂肪ということでしょうか…．

栄養士⓬　わたしもそう思いますよ．2 カ月で体脂肪をターゲットとして体重を減らすためには…（R 複雑な聞き返し：パラグラフを続ける）．

女　性⓬　運動量をキープしつつ，食事のエネルギー量を減らしていく？

栄養士⓭　そうですね．食事のエネルギー量を減らしていくためには…．

女　性⓭　えーと，ごはんなどの主食を減らす！

栄養士⑭	主食を減らす（R 単純な聞き返し）．他には？（E 引き出す（喚起する質問）O 開かれた質問）	
女　性⑭	え〜っと，おかずを減らす！	
栄養士⑮	他に方法があるとしたら…（O 開かれた質問—視点を変える）．	
女　性⑮	何だろう？　え〜っと…（しばらく考えて）．あっ！　そういえば，なるほど．揚げものとかを控えて，他にもカップめんとか，お菓子など脂肪分の多いものの摂取量を減らすとよいのですね．	
栄養士⑯	（うなずく）揚げものやお菓子を控えたり，インスタント食品を減らしたり…（R 単純な聞き返し）．	
女　性⑯	あと，そうそう菓子パンもだめですよね．クリームパンとかメロンパンとか．	
栄養士⑰	そうですね（A 是認）．何を控えればよいのか具体的になってきましたね．それとあわせて，特にどのタイミングで食べるのに気をつけると体脂肪が減るかしら？（E 引き出す（喚起する質問）O 開かれた質問）	
女　性⑰	え〜っと，それは寝る前ですよね．だから，就寝の 2 時間前には「食べ終わる！」ですね．	
栄養士⑱	ご自身でしっかりダイエットの食事のポイントを押さえていますね（A 是認）．	
女　性⑱	はい．自分でも意外ですが，過去に減量していたのでちゃんと覚えていました．	
栄養士⑲	これまで A さんが話したことを整理すると…（引き出す）．	
女　性⑲	わたしの場合は，減量といってもただ単に体重を減らすとパフォーマンスが落ちるので，筋肉量を落とさずに脂肪を落とすために，脂肪の摂取量を減らすことが大事だと実感しています．そのためには，菓子パンやポテトチップス，チョコレートはやめて，夕食も午後 9 時までには食べる…．あっでも，チョコレートは食べたいなぁ…．	
栄養士⑳	なるほど，チョコレートは食べたいのですね．とはいっても，競技パフォーマンスの向上とけがの防止のためにも体脂肪は落としたい，過去にも 3 kg であれば減らしたこともあるし，何をすればよいのか過去の経験から大よその見当もついている…（R 複雑な聞き返し，A 是認を交えながら先を促している）．	
女　性⑳	そうですね．そう言われてみれば，これまでも 3 kg くらいは体重が上下していたし．夕方以降の間食や甘いジュースをやめて，夕食の炭水化物を抜くとすぐに減っていましたね．そんなに空腹で困ったという経験もないし．	
栄養士㉑	そのとき，チョコレートは？（過去の経験を引き出す O 開かれた質問）	
女　性㉑	そう言われると，チョコレートは毎日じゃなくて，2 日に 1 回くらいだったかしら？…あれ…今，話ながら「できてたんじゃん，自分」って思ってきました．わたし，ちゃんとできていましたね…（自信度が高まる）．	
栄養士㉒	そうですね（うなずく）．他にはどのようなことに気をつけたのでしょうか？（E 引き出す（喚起する質問）O 開かれた質問）	
女　性㉒	そうですね．そうそう，野菜をたくさん買ってきて野菜鍋にしていました．お腹いっぱいになるんですよね．野菜とかきのこ類とかあまりエネルギー量も多くないし．	
栄養士㉓	そうですね．とてもダイエットには効果的な食事だと思います（A 是認）． （この後，栄養士からリバウンド予防のためにも食事記録の記入と体脂肪の定期的な測定を提案してみました（情報提供））．	
女　性㉓	とりあえず 1 週間，食事記録をつけてみます．	

栄養士㉔　はい．それでは1週間後にまたお会いしましょう．

面談その後　この後，この女性従業員は2カ月間食事記録をつけ，1カ月に1回体脂肪を測定し，見事に4kgの減量に成功しました．

この面談から考えてみましょう！

1 ガイド的スタイルとMIスピリット「是認」と「喚起」

　事例1の解説で，3つのコミュニケーションスタイルを紹介しました．MIはガイド的スタイルであるということでしたね．この事例でも，面談者は自分の専門知識を活かしながら，かつ来談者の経験や知識を引き出して面談を進めています．

　面談者の専門知識が特に必要とされるのは，「フォーカスする」プロセス（問題の本質や優先すべき課題に関して専門知識が必要とされやすい），および「計画する」プロセス（具体的な方法論について専門的な知識が活かされる）の2つだといわれています．この事例でも管理栄養士である面談者の専門知識が活かされ，どんどん話が膨らんでいます．特に栄養士⑩のセリフから面談の終わりにかけて，怒涛のように減量に対する来談者の意欲や動機を引き出しながら，減量計画が姿を現してきます．一般的な指示的スタイルであれば，栄養士自身が食事上の注意点やプランを説明してしまうところです．しかし，MIではできるだけ来談者から引き出しながら計画していきます．

　例えば栄養士⑰では，「寝る前は食べないでね」と栄養士からは答えを言わないで，「特にどのタイミングで食べるのに気をつけると体脂肪が減るかしら？」と開かれた質問によって来談者の気づきを促し，来談者の口から言わせるようにしています．話をまとめるときも，栄養士⑲のように「これまでのことを整理すると…」と来談者に発言させるようにしています．また随所に「是認」がはさまれていることにも気づかれた人が多いのではないでしょうか．「是認」はMIスピリットの「受容」の4要素のなかのひとつですが，相手の行動や考えを尊重することになり，是認によってさらに来談者のやる気が引き出されていきます．この面談でも栄養士は，来談者が一生懸命に過去のダイエット経験を思い出してその経験を話してくれたことや，セミナーの内容を覚えていてくれたことなどを是認していますね．すると，来談者は自分から行動できそうなことを話してくれています．

　さらに，面談者は是認に加えて「喚起する質問」をしています．これらの開かれた質問から引き出されるものは，面談者があらかじめ想定している答えばかりではありません．実は来談者からは，しばしば面談者が思ってもいない，予想外のものが飛び出してきます．そこがMIの楽しさでもあります．

　この事例でも，実は過去に減量の経験があり，そのことをまだ覚えているということが明らかとなりました．しかし，それに加えてわたしがこの事例で素晴らしいと思うのは，その新しく出てきた内容を

そのまま利用して，栄養士⑳で，「過去の経験から大よその見当もついているということですね」とさらに是認して成功体験を引き出そうとしていることです．実際，

> 女　性⑳　そうですね．そう言われてみれば，これまでも3kgくらいは体重が上下していたし，夕方以降の間食や甘いジュースをやめて，夕食の炭水化物を抜くとすぐに減っていましたね．そんなに空腹で困ったという経験もないし．

という発言が飛び出します．また，チョコレート問題についても，来談者から引き出された内容をもとに摂取を制限することへの自信が増し，解消されていきます．MIの精神である「協働」は，面談者は自分の領域の保健や医療の専門家であるとともに，来談者は自分自身の人生の専門家であるという2人の専門家による協働によって課題を一緒に解決するということです．この面談では，まさに「喚起」と2人の専門家同士，ここでは管理栄養士とフットサル選手との「協働」がかみ合って面談が進んでいきます．

2 この事例を面談の4つのプロセスでみる

　この面談は一見すると，管理栄養士が自分の専門知識を活かして来談者を支援したようにみえます．しかし，専門知識を活かすためには前提となることがあります．それは，面談の4つのプロセスについて考えてみるとわかります．この面談を4つのプロセスに分解してみるとどのようになるでしょうか？
　例えば以下のような分け方があるでしょう．

かかわる：栄養士❶〜栄養士❺まで　来談者の減量に対する複雑な気持ちに寄り添いながら，同時にフォーカスする箇所も探っている．
フォーカスする：女性❺〜女性❻　来談者がやる気の出る目標（体重を3kg減らす）を同定する．
引き出す（喚起）：栄養士❼〜栄養士❾　減量するメリットをさまざまな面から引き出そうとしている．
計画する：女性❾〜　プロセスとしては「計画する」だが，計画の具体化のみならず本人の自信度も引き出している．

　つまり，この面談が「計画する」段階までスムーズに進んだ背景には，最初の「かかわる」プロセスで来談者の迷いにしっかり寄り添い，協働する関係が構築され，共有できる目標が設定できていたということがあるのです．
　4つのプロセスはいつもこの順番に進むとは限りません．「フォーカスする」がうまくできなければ，もう一度「かかわる」に戻るというようなこともあるのです．4つの段階を行きつ戻りつしながら，らせん階段を上るように進むことにMIの特徴があります．しかし，常に「かかわる」ができてから「フォーカスする」に，それができてから「引き出す（喚起）」に，そして「計画する」に，というように基礎となる「かかわる」という部分ができて初めて次に進むことが重要です．

3 面談の戦略的スキルである開かれた質問「他には？」で視野を広げる

　この事例でもうひとつ着目したいのは，「他には？」という開かれた質問です．似たような質問として，「○○以外には〜」という聞き返しもあります．探して確認してみてください．その後，来談者の視野が広がっていくのがわかります．「開かれた質問」「是認」「聞き返し」「要約」についてはまた別の事例で取り上げます．

第4節　動機づけ面接法の土台となる「精神」を再確認する

事例3　産業保健師と会社員（管理職）との面談

　事例3で再度MIの全体的な流れを確認しながら，面談の土台となる精神がどのように現れているのかをみてみましょう．この事例は，産業保健師と職場の管理職との面談です．30年間吸ってきたタバコをやめて禁煙が継続中です．最近は顔色もよくなり，「体調がよさそうだなぁ」「順調だなぁ」と思っていた矢先，面談の依頼がありました．さて，どうしたのでしょうか？

面談ファイル

禁煙継続が不安な50歳代男性

目標行動	禁煙の継続
場面設定	職場の保健室
面談者	産業保健師
対象者	50歳　男性　管理職 過去の喫煙歴　1日20本　30年間 禁煙継続4カ月

保健師❶　こんにちは．Tさん，お久しぶりです．今日はどうされましたか？

従業員❶　あの〜，タバコをやめてそろそろ4カ月になるんですけど，いまだにつらくて….

保健師❷　禁煙されて4カ月が経過したんですね．おめでとうございます．多くの人は禁煙1カ月後くらいに吸ってしまうことが多いですからね．山場は過ぎましたね（A 是認）．ところで，具体的にどのようにつらいのですか？（O 開かれた質問）

従業員❷　そうですね．保健師さんからは「1カ月もすれば吸いたい気持ちもずいぶん減ってくるし，カラダからニコチンがすっかり抜けますからだいぶ楽になります」と言ってもらったんですけど，いまだにタバコの夢も見るし，お酒の席に行くとやっぱり吸いたいし．周りで吸っている人を見ていると，ついつい吸いたくなって….

保健師❸　お酒の席で吸いたくなるのがつらい（MIスピリット受容，R 複雑な聞き返し（感情））．

従業員❸　はい．他の人が楽しそうに吸っているのを見ると，タバコをやめたのがばからしくなってきてしまって．でも，せっかくやめて4カ月も経つし，もったいない気持ちもして．

保健師❹　同僚が吸っていると吸いたくなる．その一方でせっかくやめて4カ月が経過してきて，もったいない気もする．タバコをやめたメリットも実感している…（R 両面をもった複雑な聞き返し（感情））．

従業員❹　う〜ん，そうですね．ありますね….

保健師❺　そうですか．ところで，タバコをやめてよかったことって具体的にどのようなことですか？（MIスピリット喚起，O開かれた質問）．

従業員❺　え〜っと，まず灰皿を探す手間が省けました．以前はいつも喫煙場所を探すためにイライラしていましたしね．

保健師❻　今のご時世だと，喫煙場所を探すのは至難の業ですもんね．そして，以前よりは，多

　　　　　少なりとも仕事により集中できるようになったということでしょうかね（R 複雑な聞き返し）．他にはいかがでしょうか？（MI スピリット喚起，O 開かれた質問）

従業員❻　そうですね．タバコを吸っていたときはいつも，「この商談が終わったらどこでタバコを吸おうか」とか，「あと何分で終わるかな」とか仕事に集中できなかったのですが，それがなくなりましたね．あとは〜，そうですね．自分のにおいをあまり気にしなくなりました．

保健師❼　タバコのにおいですね（R 単純な聞き返し）．

従業員❼　そうです．やはり，営業先で「タバコ臭いですね」と言われることもありましたから．それがなくなりましたので気分的にすごく楽ですね．

保健師❽　人に会うときに，あれこれ気にしなくなって，心理的な負担が少し減ったという感じ（R 複雑な聞き返し）．

従業員❽　いや〜，そう考えるとちょっとどころかかなり楽になりましたね．営業ってかなり多くの人に会うじゃないですか．最初の印象っていろいろありますけど，タバコ臭いというだけで，仕事ができないような印象をもたれることもあるし．なんか自己管理できていないみたいな．そういうところに気を使わなくてよくなったのですごく楽ですね．それに，以前よりも口臭も気にならないので，自信をもって話せます．

保健師❾　自信をもって話せる（R 単純な聞き返し），これまで以上に仕事への手ごたえを感じているようにみえます（A 是認）．

従業員❾　はい．そう言われると，余計なところに気を使わなくなった分，より仕事に集中できるようになった気がします．それに，周りからも「顔色がよくなった」と言われることも増えましたしね．

保健師❿　周りの人からも，Tさんがタバコをやめた変化をわかってもらえてうれしいことですね（R 複雑な聞き返し＋A 是認）．そういえば，そもそもタバコをやめたいと思われたきっかけは何でしたかね？（MI スピリット喚起，O 開かれた質問）

従業員❿　そうですね（しばらく考える）．そうそう．どうしても営業先に午後2時に商品のカタログを持って行かなくちゃいけなくて．本当はこのような類の仕事は外回りの部下がやってくれるのですが，そのときに限ってみんな出払っていて自分が行くことになったんですよね．さらに，カタログの在庫がみつからなくて，いつもより会社を出るのが遅くなったんです．いつも部下には時間厳守って言っているので自分が遅れるわけにはいきませんからね．ぎりぎり間に合いそうだったんですけど，営業先の会社が入っているビルのエレベーターが定期メンテナンスをしていて，7階まで階段で上がらなくちゃいけなくて…．よりにもよって，あのときは，まさか階段を駆け上がるはめになるとは思わずに，タバコを何本かまとめて吸ってから営業先の会社へ行ったんですよね．仕事中はタバコが吸えないので，まとめて吸ったんですよね．そうしたら，4階を過ぎたあたりから，心臓がバクバクしてきて…．でも，絶対に間に合わせないといけないので必死で．無我夢中でやっとの思いで7階に着いたときのことは今でも覚えています．これまで経験したことがないくらい息切れがひどくて…気持ち悪かったです．まだ50代前半で体力には自信あったのに…いつまでも心臓のバクバクが収まらなくて…やっぱり，タバコがダメなのかなって．

保健師⓫　Tさんにしてみれば，7階までなら楽に登れると思っていたのに，かなりきつい思い

をされて，やっとの思いで営業先に間に合ったという… (R 複雑な聞き返し).

従業員⑪ そのとおりです．高校時代には野球をしていたし，今でも定期的に運動をしてカラダを動かしているから，あんなになるとは思わなかったんですよね．でも，あのときは本当にこのまま心臓のバクバクが収まらないと，どうなるんだろうと思いました．

保健師⑫ 心臓のバクバクが収まらなかったらどうなるのだろう，とかなり怖い思いをされたのですね (R 複雑な聞き返し（感情）)．それに，そのときまでは，どれくらいタバコが心臓に負担をかけているのか，というのを考えてもいなかった… (R 複雑な聞き返し（感情）)．

従業員⑫ そうですね．身をもって体験したって感じでした．タバコを吸うとカラダが酸欠になるとは聞いていたけど，あそこまでひどいとは思ってもいませんでした．それに，あのときは長男が結婚したばかりで，「孫の顔を見せたいから元気でいてほしい」と言われていて．そう考えると元気でいたいし．それに，孫にお小遣いとかも渡したいなぁなんていろいろ考えてしまって．そしたら，タバコを吸っている場合じゃない，みたいな気持ちになってきて．

保健師⑬ そうでしたね．今日でちょうど禁煙して4カ月ですね．そろそろ，タバコの誘惑が出てきて，つらくなってきたということでこちらに来てくださって．これまでのお話をまとめると，タバコをやめたおかげで，喫煙場所を探す心理的な負担もなくなり，商談の際にタバコのにおいを気にする必要もなくなり，以前よりも自信をもって交渉ができるようになった．周りからも「健康的だ」と言われるようになったし，おそらく階段を登っても多少のことでは息切れもしなくなっているだろう．そして，自分自身の健康に以前よりも自信をもてるようになっている．また，健康で長生きすることで，近い将来，訪れるであろう，お孫さんとの時間も楽しみにしている (S 要約).

従業員⑬ はい．そうですね．今，思ったんですけど，吸いたいときってお酒を飲んだときだけなんですよね．それも職場の飲み会のときだけ．たまたま，今は忘年会のシーズンだから，余計に同僚が吸っているのを見て何となくいいなぁ，と思っていたんですけど．そうですね．今は体調もよいし，それに，とにかく仕事がよくできるし，交渉するときも余計な心配しなくなったし，なによりも今の生活ってやっぱりいいな，と思っています (チェンジトーク).

保健師⑭ タバコのない生活 (R 単純な聞き返し)，そしてもう少し禁煙を続けてみても… (R 複雑な聞き返し：パラグラフを続ける).

従業員⑭ はい．そうですね．できれば，このまま続けたいですね．タバコを吸っていたことも忘れちゃうようなところまでいけるといいなと思いました (チェンジトーク：願望).

保健師⑮ そうですね．応援しています．それにTさんならいけると思います (A 是認)．もしよければ，わたしがこれまでお手伝いさせていただいた人のお話を少ししてもよろしいでしょうか？ (MI 一致：許可のある EPE による情報提供)

従業員⑮ ええ．ぜひ．

保健師⑯ 以前，わたしが禁煙をサポートしていた男性なのですが，その方は1日100本から多いときには120本喫煙されていました．2回目のチャレンジで禁煙できたのですが，その方も禁煙して半年が経過しても時々無性にタバコを思い出すときがあったそうです．そのようなときは，とにかくカラダを動かして気持ちを紛らわせたそうです．とにかくよく歩いたそうですよ．運動って意外と吸いたい気持ちを抑えることも

できるし，運動していると自分が健康であることを実感できるようですね．そのおかげで，禁煙して増えた体重も元に戻ったそうです．それから，お酒の席ではなるべくタバコを吸わない人の隣にいたそうです．

従業員⓰ 1日100本ってすごいですね．そんなに吸っていた方も禁煙できたんですね．なるほど．そうですね．吸わない同僚もいるしなぁ．それに，普段から歩くようにすれば体重ももう少し落とせるんですね．

保健師⓱ ええ．

従業員⓱ 今日は，こちらに来て本当によかったです．こうして保健師さんと話せて，自分がどうしてタバコをやめようと思ったのかも思い出すことができましたしね．あんな苦しい思いは二度としたくないし．それに，やっと余計なストレスからも解放されているので，また前の状態に戻るのはうんざりですよ．また，ちょっと不安になったり，話したくなったりしたら来てもいいですかね？

保健師⓲ もちろんです．いつでも遠慮なく来てくださいね．

解説

1 これまでの復習

MIを用いた面談に少し慣れてきたのではないでしょうか．今回は，コミュニケーションスタイル，MIスピリットについてそれぞれ問題を出してみますので考えてみてください．

1）3つのコミュニケーションのスタイル

この事例がガイド的スタイルな面談であるのはわかりますね．では，指示的スタイルや追従的スタイルな面談ならどうなるかを考えてみてください．そこからどのようなことがわかりますか？

従業員❶ あの〜，タバコをやめてそろそろ4カ月になるんですけど，いまだにつらくて…

指示的スタイルな場合：
「とにかくがんばるしかないじゃないですか」
「あなたなら大丈夫ですよ」
「ここで吸ったら，またカラダの具合が悪くなりますよ」
「カラダを動かせばいいんですよ」

追従的スタイルな場合：
「まだ吸いたくなってつらいのですね」
「どのようなときに吸いたくなるのですか？」

従業員❷ そうですね．お酒の席に行くとやっぱり吸いたいし．周りで吸っている人を見ていると，ついつい吸いたくなって…

指示的スタイルな場合：
「お酒を飲むときはタバコを吸わない人の隣に行けばいいんですよ」

追従的スタイルな場合：
「みんなが楽しそうに吸っているのを見ると禁煙したのがばからしくなるのですね．

それはつらいですね」

　追従的スタイルな面談も「かかわる」プロセスにおいては必要です．指示的スタイルも場面によっては必要なときもあります．しかし，指示的スタイルのみでは，MI不一致になってしまい，来談者からの抵抗が生じ，面談自体が進まなくなります．第1章で記載していますが，MI不一致は許可のない情報提供やアドバイスです．しかし，この事例にみられるように，専門家として来談者の利益になるような情報や助言を提供したいときもあるでしょう．そのようなときは，情報提供や助言を伝える前に相手に「～についてお話したいのですが，よろしいでしょうか？」など，事前に許可をとったり，相手からの質問に答えたりする形で行うと，来談者からの抵抗が少なく，面談はガイド的スタイルで進めることができます．ただ，ここで気をつけなくてはいけないのは，相手からの許可さえとれば，延々と情報提供をしてもよいのかという点です．第3章で詳細に説明していますが，答えは「NO」です．情報提供は優先順位をつけて少しずつ提供することが望ましいのです．皆さんだって，いくら有益な情報だとしても多すぎると処理できませんよね．

2）MIスピリット

　この事例では4つのMIスピリットがどのように現れていますか．最も前面に出ているのはどの要素ですか？

　「協働」「受容」「思いやり」「喚起」のいずれも含まれていますが，最も前面に出ているのは「喚起」ではないでしょうか．来談者自身がもっている禁煙したい理由を丹念に丁寧に引き出し，改めて禁煙継続の動機を高めています．

　この事例のように実際に禁煙を継続中でも「吸いたいな．でも，このままやめたままでいようかな」という両価性は生じます．まずはその人のつらい気持ちを受容し，かかわりをつくることからはじめ，続いて，丁寧にこの両価性を扱って禁煙したメリットや，そもそもどうして禁煙に踏み切ったのかという当初の動機にフォーカスを当て，禁煙を継続する気持ちを来談者から引き出すようにします．

　その際には，質問を投げかけて来談者の口から禁煙を継続する意志を表明してもらうというスタイルが行動継続の鍵となるでしょう．単に「がんばれ」と励ましたり，「大丈夫」と保証したり，「こういう方法がよい」と一方的にアドバイスしたりするのは効果的とは限りません．

2 面談の戦略的スキルである「要約」で相手に花束を届ける

　この事例では，保健師❸で来談者の禁煙継続の不安，禁煙をしてよかったことを具体的に整理しつつ，お孫さんとの未来について思考をめぐらせ，将来のビジョンも含めて要約し，来談者に返しています．この要約は，「集めのサマライズ」という種類の要約ですが，こうして，来談者は自分が話したことをいったんまとめてまるで花束を受け取るようにフィードバックされると，改めて自分自身のことを確認することができます．

　以下の保健師❸をちょっと分解してみましょう．

　　　保健師❸　①そうでしたね．今日でちょうど禁煙して4カ月ですね．そろそろ，タバコの誘惑が出てきて，つらくなってきたということでこちらに来てくださって，
　　　　　　　②これまでのお話をまとめると，タバコをやめたおかげで，喫煙場所を探す心理的な

負担もなくなり，商談の際にタバコのにおいを気にする必要もなくなり，以前よりも自信をもって交渉ができるようになった．

③周りからも「健康的だ」と言われるようになったし，おそらく階段を登っても多少のことでは息切れもしなくなっているだろう．そして，自分自身の健康に以前よりも自信をもてるようになっている．また，健康で長生きすることで，近い将来，訪れるであろう，お孫さんとの時間も楽しみにしている．

特にこの要約のよい点は，①の部分で禁煙して4カ月経過したものの禁煙継続がつらい，という来談者の気持ちに寄り添っています．なぜ相談に来たのか？ その理由を正確に反映しているところです．このそもそもどうして相談しようと思ったのか？ という部分を削除することなく相手に伝えることで面談者は面談の目的を再確認できます．

次に②で禁煙をしたことのメリットを端的にまとめて来談者に返しています．ここでは，来談者が述べた言葉をまとめていますので，来談者は自分が話した内容を再度確認することになります．

③では，②を受けてさらに禁煙したメリットと禁煙を継続することで将来，お孫さんとかかわることができる，さらに健康に自信をもって生活ができるという将来のメリットについても返しています．ここでは，本人の「健康」「家族」という価値観も含めてフィードバックしていることになります．

継続の重要性が上がってきた後に，保健師⓯⓰において来談者の許可を取って専門的なアドバイスを伝えています．

その結果，従業員⓰⓱でさらなるチェンジトークが引き出されています．

学習段階②

OARS：来談者中心の面談スキル

すべてのプロセスで活用されるスキル

第5節　基本戦略「OARS」

第1節から第4節までの事例では，面談の土台であるMIの精神を確認しつつ，面談の4つのプロセスについてもみてきました．これまでも事例のなかで記載があったのですが，学習段階②では，特にMIの基本的な戦略的スキルであるOARSに注目しながら面談をみていくことにしましょう．開かれた質問から始まり，単純な聞き返しや複雑な聞き返し，時には是認を交えながら，必要に応じて要約していることがわかります．OARSとは，O：Asking Open Question；開かれた質問，A：Affirming；是認，R：Reflective Listening；聞き返し，S：Summarizing；要約，の4つの頭文字をつなげたものです．そして，すでに何度も登場していますが，情報提供のスキル「EPE」も含まれます．開かれた質問を除くと是認，聞き返し，要約の3つは兄弟のようなもので「複雑な聞き返し」としてみられます．これらのスキルを自由に使いこなすことで，MIのベースとなる来談者を中心としたかかわりができるようになります．では，早速，事例に進みましょう．

> **事例4** 産業保健師と会社員（営業職）との面談

　こちらも産業保健現場からの事例となります．健康診断の後の保健指導や受診勧奨，そして健康づくりに関する職場内のイベントを一手に引き受けて活躍するのが産業保健師です．この事例は，飲酒行動に明らかに問題がある人で，この来談者の上司からも懸念が伝えられているケースです．

面談ファイル

健診結果からアルコールに関する指導を促された50歳代の男性

目標行動	節酒もしくは休肝日の設定
場面設定	企業内の健康管理室
面談実施者	保健師
対象者	50歳　男性　会社員

保健師❶　こんにちは．今日は来ていただきましてありがとうございます．

会社員❶　いや〜，来たくなかったんだよね．どうせまた，お酒のことを言われるんでしょ？（抵抗：不協和）

保健師❷　ここに来てお酒のことを言われるのは，不本意なのですね（不協和への対応：R複雑な聞き返し（感情））．

会社員❷　お酒って自分の問題だし，自分のカラダのことをとやかく言われる筋合いはないし．自分がいいと思って飲んでいるし，多少，飲みすぎるかもしれないけど，他人には迷惑をかけてないし，何が問題なわけ？（抵抗：不協和）

保健師❸　他人に自分の行動を干渉されて「酒をやめろ！」みたいに言われる感じがして不愉快なのですね．自分のことは自分で決めるべきだし，あれこれ言われるのはいやだと（不協和への対応：R複雑な聞き返し（感情））．

会社員❸　そうだね〜．

保健師❹　お酒についてどのような行動を選ぶかは，Wさんご自身が決めることだと思っています．ですから，わたしがお酒をやめるのを強要するつもりはありません（MIスピリット受容（自律性の尊重））．それで，「今日は来たくなかった」ということですが，ご自身では健康診断の結果をどのように思っていますか？（MIスピリット喚起，O開かれた質問）．

会社員❹　年に数回くらいは体調が悪くなって1カ月くらいは飲まないときがあるんだけど，そのときにはやっぱり肝機能の数値は下がるから自分の肝臓はまだ大丈夫だと思っているし．こうして飲まないとリセットがかかるから，やめるべきときがきたらやめるし．自分のカラダのことは自分が一番わかっているし，大丈夫だと思う．

保健師❺　お酒を飲まなければ肝機能の数値が下がるし，年に1回くらいは飲まない時期をつくって，自分なりに調整すれば問題ないと（R単純な聞き返し）．

会社員❺　（うなずく）

保健師❻　それでは，Wさんにとってお酒はどのようなメリットがありますか？（MIスピリット喚起，O開かれた質問／[*2]ランニングヘッドスタート）

会社員❻　う〜ん．やっぱりお酒を飲むことで人とかかわれるのかな．普段，職場ではなかなか話せなくても，お酒を飲むことでいろんな人の本音が聞けるというか．腹を割って話せるような気がして．そういうのって大事だと思っているんだよね．

保健師❼　コミュニケーションの潤滑油みたいな役割をお酒が担っているのですね（R 複雑な聞き返し）．

会社員❼　そうだね．

保健師❽　他にはどのようなことがありますか？（O 開かれた質問）

会社員❽　う〜ん．嫌なことやむしゃくしゃすることがあると，お酒を飲むと発散できるというか．記憶がなくなると頭がリセットされるというか．そんな気がするね．

保健師❾　お酒によって頭がリセットされる，嫌なことを考えなくてすむ（R 単純な聞き返し）．

会社員❾　そうだね．翌朝起きたときには嫌なことを忘れている感じがするね．それでまたがんばれるというか．

保健師❿　気持ちを切り替えて，新鮮な気持ちで仕事に臨みたい（R 複雑な聞き返し）．他にはどのようなことがありますか？（O 開かれた質問）

会社員❿　他に…，ですか…何だろう？　他に何があるかな〜．自分にとって一番大事なのは自分の部署のメンバーが仲良く仕事をしてくれることだから，そのためにコミュニケーションがしっかり取れることが必要なんだよね．

保健師⓫　同僚や部下とのコミュニケーションが取れて仕事が円滑に進むことが大事なのですね（R 単純な聞き返し）．Wさんは，管理職として自分の部署のメンバーを大切に思っているのですね（R 複雑な聞き返し（価値））．

会社員⓫　そうだね．彼らがいないといい仕事ができないから．やっぱり仲間が大事だね．お互い本音で話せないとね．本音で話すと誤解って生じにくいでしょ．小さな誤解が積み重なると大きな誤解になるからね．

保健師⓬　ここまでのお話をいったん整理させてください．今回，こちらにいらっしゃったのは健康診断で肝機能のことを指摘されたことがきっかけでしたね．ただ，自分の飲酒についてはご自身で決めていきたい気持ちがあり，年に1回程度はお酒を抜くこともあり，実際，飲酒をやめて健診に臨むと肝機能が改善していることもあった．Wさんにとっては，仕事を円滑に進め，職場内のコミュニケーションを図ることが大切で，お酒を飲む機会もそのひとつとして考えていらっしゃる（R 複雑な聞き返し（価値））．その一方で，このまま飲み続けることについては，多少，気になる面もある（S 要約）．こんな感じでよろしいでしょうか？（閉じた質問）．

会社員⓬　そうですね…気になるといえば，最近，自分の身近な人，古い友人で同僚で，すごく仲良かった人がいたんだよね．ただ，すごくお酒飲む人だったんだ．その人，がんで亡くなったんだよね．そういうのを身近でみると，それはやっぱりちょっと怖いかな，と思うよね．

---

*² ランニングヘッドスタート

　来談者からチェンジトークを引き出すのが難しく，維持トークばかりを聞いているときの戦略です．これは，現状維持のメリットをまず聞くことで，そのあとからチェンジトークを引き出します．タバコ，お酒，ギャンブルなどの話題の場合，現状維持の不利益な点を挙げる前に現状の利点について話すことは，来談者が気分よく話ができ，両価的な気持ちの両面を検討しやすいという長所があります．時には，両価的な状態の片方だけを聞くことで，来談者が自発的に自然にもう片方の話をすることがあります．詳細は第3章を参照してください．

保健師⑬	そうだったのですね．仲の良い古くからの友人がアルコールが原因で命を落としてしまった．それはちょっと不安になりますね (R 複雑な聞き返し（感情）)．
会社員⑬	そうだね．かなりショックだったからね．これまで，お酒を飲んでカラダを壊して，すぐに死ねるといいかなと思っていたけど，友人の姿を見ていたら，手術して，つらい治療して，本当にしんどそうだった…見ているこっちもつらかったけど，本人はもっとしんどかったんだろな…と思ってね．
保健師⑭	お酒を飲んで体調を壊したとしても，すぐにどうこうというわけにはいかなくて，長く苦しんでいる姿を見ると，それは避けたいなぁ〜と (R 複雑な聞き返し（感情）)．
会社員⑭	（うつむく）そうだね…（声が小さくなっていく）．
保健師⑮	お酒を飲んでカラダを壊してしまったら，困ると… (R 複雑な聞き返し：パラグラフを続ける)．
会社員⑮	う〜ん．困るね〜．
保健師⑯	もう少し具体的に教えていただけますか？ (O 開かれた質問)
会社員⑯	やっぱり仕事に穴をあけることになるかもしれないし，カラダが元に戻らなくなったら困るよね．
保健師⑰	責任感が強いのですね (A 是認)．仕事に穴をあけると同僚にも迷惑をかけるし，自分の職務はしっかり全うしたい (R 複雑な聞き返し（価値))．
会社員⑰	まだ大丈夫だとは思うんだけどね．ただ，そうなったらちょっと困るね．
保健師⑱	今はまだ大丈夫かなと思うけど，このままお酒を飲み続けて，将来がんになったり，カラダを壊したりして，仕事に支障が出るのは避けたい．そのあたりは懸念されているのですね… (R 複雑な聞き返し)．
会社員⑱	うん，そうだね．
保健師⑲	今日，話をされてみて，今後，元気で仕事をしていくためにどうされたいと思いましたか？ (O 開かれた質問)
会社員⑲	そうだね．今のまま，お酒を飲み続けるのはまずいかな…．
保健師⑳	お酒はコミュニケーションを円滑にする手段であるものの，今の飲み方を続けていくのも，ちょっとまずいような気もする… (R 両面をもった複雑な聞き返し)．
会社員⑳	そうだね．まぁ，毎晩，同僚と飲んでいるわけではないからね．ただ，飲みだすと止まらないからなぁ．楽しくてさ．
保健師㉑	お酒を飲みだすと止まらない… (R 単純な聞き返し)．その一方でWさんご自身，自分のカラダのために，今の飲み方を多少，変えてみても，という気持ちもある (R 両面をもった複雑な聞き返し―先を促す)．
会社員㉑	そうだね．毎晩飲むのはやめてみようかな．毎晩，飲み会があるわけじゃないから．仲間とのお酒はやめられないけど，ひとりで飲むお酒は減らせるかもしれない．
保健師㉒	すると，ご自宅でのお酒についてはどうにかできるかもしれない… (R 複雑な聞き返し)．
会社員㉒	そうだね．自宅では少しお酒の量を減らせるかもしれないなぁ．
保健師㉓	もしよろしければ，あくまで，もしできればでいいのですが，今週，自宅での飲酒について何ができるか，Wさんなりに試してみませんか？　そして，そのことについて次回の面談のときに教えていただけないでしょうか？ (選択権を保証したアドバイス)

会社員㉓　ええ，いいですよ．飲まない日をつくるとか，飲酒量を減らすとか，かな？
保健師㉔　そうです（A 是認）．Wさんが試してみたいことをぜひやってみてください．
会社員㉔　そうだね．それなら飲まない日をつくってみようかな．
保健師㉕　例えば，もう少し教えていただけますか？（O 開かれた質問）
会社員㉕　週に2日くらいはお酒を飲まない日をつくりたいな．
保健師㉖　そうですか．きっとWさんならご自分で決めたことは実行される人だと思いますので，次回，お話を聞けるのを楽しみにしていますね（A 是認）．
会社員㉖　はい．期待していてくださいね．
保健師㉗　今日はありがとうございました．

 この面談から考えてみましょう！

解説

1 矛盾を拡大してチェンジトークを引き出す

　この事例では，来談者は積極的に自分のライフスタイルを変えるつもりがまったくない状態で面談に来ています．それに対して保健師は途中から「お酒のメリット」について聞いています．その結果，この来談者にとってのお酒とは人との交流にとって必要なもので，人との交流は仕事をしっかり行ううえで大切と考えていることがわかります．つまり，来談者にとって仕事はとても大切なものなのです．この「来談者が大切にしているもの」を理解することが重要です．

　次に，保健師はこのままお酒を飲み続けることの懸念を聞いています．すると，お酒を飲んで体調を壊して仕事に穴をあけるわけにはいかないという矛盾（「本人の現在の行動＝飲酒」と「本人が大切に思っていること＝仕事」との矛盾）が出てきます．来談者は自分の飲酒行動について改めて考え直す機会を得るわけです．

　このような来談者の現在の行動と価値（大切にしていること）との矛盾を拡大して，本人に気づかせるという作戦（チェンジトークを引き出す戦略「矛盾を拡大する」）が，しばしば用いられます．MIでは，面談者はある程度面談の大きな流れを意識しながら会話を進め，来談者の気づきを促し，行動変容に対する動機づけを行っていきます．しかし，MI初心者は，来談者の個々のセリフにどのように対応し，働きかけるかという「言語学的な選択方法」を学ぶことが優先されます．「言語学的」とは会話の中身ではなく，一つひとつのセリフの文法上の機能（質問・聞き返し・要約など）に注目するということです．それがOARSです．それができるようになって初めて，戦略的な大きな会話の流れを産み出すことができるようになります．

2 Open questions：開かれた質問を見つけてみましょう！

　この事例では開かれた質問に注目しましょう．開かれた質問というのは，厳密には少し違いますが学習の最初の段階では「yes」「no」では答えられない質問と考えてよいでしょう．「なぜ？」とか「何？」とかという質問です．

では，この事例から，開かれた質問を探してみましょう．全部で7カ所あります．

保健師④ ご自身では健康診断の結果をどのように思っていますか？
保健師⑥ Wさんにとってお酒はどのようなメリットがありますか？
保健師⑧ 他にはどのようなことがありますか？
保健師⑩ 他にはどのようなことがありますか？
保健師⑯ もう少し具体的に教えていただけますか．
保健師⑲ 今日，話をされてみて，今後，元気で仕事をしていくためにどうされたいと思いましたか？
保健師㉕ 例えば，もう少し教えていただけますか？

では，これらの質問の後の来談者の反応はどうでしょうか．どの開かれた質問の後でも来談者は一生懸命考えていることがわかります．このように開かれた質問は尋ねられた相手に自分の気持ちや生活についていろいろ思いを巡らせる作用があります．つまり，相手から引き出すという「喚起」がポイントとなるMIに適した質問方法なのです．

しかし，この開かれた質問のなかでも，少し注意が必要な質問があります．それは例えば「なぜ，あなたは飲酒量を減らそうとしないのですか？」「なぜ，やめないのですか？」という質問です．これらは開かれた質問ではありますが，目の前の来談者から引き出される内容は，お酒を飲み続ける理由，お酒をやめない理由になります．

この面談では，現状が続くことの不利益を本人に気づいてもらうことが重要です．ですから，同じ開かれた質問でも，「このままだと何が心配ですか？」「これからどうしたいですか？」「変えるとしたら何を変えますか？」という開かれた質問のほうが，来談者から「変わる方向＝チェンジトーク」を引き出すことができます．

3 開かれた質問の次には，聞き返しをする

開かれた質問をされた来談者の答えを聞いた保健師は，次にどのようなセリフを話しているでしょうか．下記のように，来談者の答えを聞き返していることがわかります．来談者の意図していることを正確に理解し，共感しようとしているのです．MIスピリットの「喚起」と「受容（正確な共感）」が，このような形で会話のなかに具体的に現れているのです．ちなみに，1回の質問について，平均2回以上の聞き返しをすると，来談者からのチェンジトークが増え，行動変容が起こりやすいということがこれまでの先行研究でわかっています．

保健師④ ご自身では健康診断の結果をどのように思っていますか？（MIスピリット喚起　O 開かれた質問）
会社員④ 年に数回くらいは体調が悪くなって1カ月くらいは飲まないときがあるんだけど，そのときにはやっぱり肝機能の数値は下がるから自分の肝臓はまだ大丈夫だと思っているし．こうして飲まないとリセットがかかるから，やめるべきときがきたらやめるし．自分のカラダのことは自分が一番わかっているし，大丈夫だと思う．
保健師⑤ お酒を飲まなければ肝機能の数値が下がるし，年に1回くらいは飲まない時期をつくって，自分なりに調整すれば問題ないと（R 単純な聞き返し）．

第6節　基本戦略「OARS」：聞き返しに注目する

事例5　看護師と外来受診患者さんとの会話

　次の面談では，特に「聞き返し」に着目してみてみましょう．これまでの事例にもすでに「R 単純な聞き返し」「R 複雑な聞き返し」などが出てきましたね．こちらの事例は，総合病院における待合室での看護師と患者さんとのやりとりです．これまでの事例がどちらかというと15分から30分以上の面談だったのに対して，こちらは約10分程度の短い面談です．「MIって聞き返しが多くて面倒」「時間がないときは無理」という声も聞かれますが，実際には短時間の面談にも MI は効果的だと思います．

面談ファイル

呼吸器内科に喘息治療で通院中の40歳代の女性

目標行動	禁煙
場面設定	診察終了後に外来待合室にて
面談者	看護師（面談時間10分）
対象者	47歳　女性 喫煙歴　1日20本　メンソール系のタバコ　喫煙年数25年 禁煙への関心はあるものの，実行については迷っている

看護師❶　あの，Cさん，先ほど診察のときにご一緒させていただいた看護師のBです．お急ぎのところ申しわけありませんが，少しお話してもよろしいでしょうか (MI 一致：許可を得ている)．

患　者❶　はい？　ええ，いいですよ，少しなら．

看護師❷　ありがとうございます．先ほど先生とお話されているご様子から，ご自身の喫煙と喘息のことを気にされていたようだったので，もう少しどのようなことが気になっているのかお聞きしようかと思って，声をかけさせていただきました (O 開かれた質問)．

患　者❷　そうですか．実をいうと自分の喘息のこともですが，もしかしたらわたしの息子の健康にも悪影響を与えているかもしれない…そう思うとちょっと不安になってきて….

看護師❸　息子さんの健康… (R 単純な聞き返し)．

患　者❸　そうなんです．自分の健康だけならまだしも，息子にまで影響があると思うと申しわけなくて．わたし，ちょっと子どもをもつのが遅くて，年齢の割には子どもはまだ小さくて．このままじゃいけないかな．そろそろタバコも潮時かもって (チェンジトーク：必要)．

看護師❹　ご自身のタバコがお子さんの健康にも悪影響を与えているかもしれないと考えると嫌なのですね．また，お子さんの将来ためにもご自身が健康でないといけない．そうなると，タバコについてそろそろどうにかしなくちゃ，みたいな (R 複雑な聞き返し（感情），S 要約)．

患　者❹　ええ，そうですね．そうですね．今日の話だとこのまま喘息がひどくなると，あの肺の病気，なんでしたかね？

看護師❺　肺気腫とか慢性気管支炎でしょうか？ (閉じた質問)

患　者❺　そうそう．それ，まずいでしょ．わたしが病気になって倒れると子どもにも迷惑がかかるし．それにうちの息子は10歳なんですが，最近，変な咳もしているし．わたしのタバコが原因かもしれないって．

看護師❻　そうなんですね．息子さんも何となく気になる咳をしている (R 単純な聞き返し)．

患　者❻　そうなんですよ．喘息って自分が患って思うけど，すごく苦しいから．子どもにこんな思いをさせたくないし．それに，うちの旦那は職場の禁煙化が進んで吸いづらくなって，さっさとやめたんですよ．

看護師❼　そうなんですね．旦那さんはタバコをやめた (R 単純な聞き返し)．

患　者❼　それに，息子はタバコのにおいがすごく嫌いで．旦那も自分がやめた途端，どういうわけかすごくにおいに敏感になって，わたしが吸うと「臭い」って責めるんですよね．それに，「自分がやめられたんだから，お前もやめられる」ってうるさくて．そんなに簡単にやめられるんなら，とっくにやめてますよ．

看護師❽　Cさんにとっては，タバコをやめるのはかなり難しそうなのですね (R 複雑な聞き返し)．

患　者❽　かなりっていうのはわからないのです．経験ないし．それに，旦那と子どものためにタバコはベランダや台所の換気扇の下で吸っているんですよ．

看護師❾　このままタバコを吸い続けると体調を壊すかもしれないという将来の不安が徐々に大きくなってきている．加えて，お子さんの健康にも悪い影響が出始めているのが心配なんですね．また，ご家族の健康を気遣ってタバコの吸い方に気をつけているものの，家庭内でのコミュニケーションがタバコが原因でぎくしゃくしている．家族や自分の将来の健康，家庭内の雰囲気のことを考えると，そろそろタバコについて考えてもよいかもしれない (S 要約)．こんな感じでしょうか？ (閉じた質問)

患　者❾　はい，そうですね．その時期が来ているような，そんな気がします．

看護師❿　ここまでのお話を伺っていると，タバコを吸い続けることのデメリットをいろいろと感じていらっしゃるようですね (R 複雑な聞き返し)．もし，タバコをやめられたらどのようなメリットがあるでしょうかね (O 開かれた質問)？

患　者❿　そうですね…（沈黙）．最近，わたしがベランダでタバコを吸って部屋に戻ると2人ともわたしから離れるんですよね．一緒にテレビを見ながら話そうとしても「臭い」と言われるし．

看護師⓫　一緒に会話を楽しめないのがつらい，話をしてくれないから孤独を感じるのですね (R 複雑な聞き返し（感情）)．

患　者⓫　ええ…．たかがタバコなのですが，すごく孤独を感じます．それが今は一番つらいです．

看護師⓬　もし，タバコがやめられたら，3人で楽しい時間を今より多く過ごせるかもしれない (R 複雑な聞き返し：パラグラフを続ける)．

患　者⓬　そうですね．息子が中学に上がるともう一緒にいる時間も少なくなってしまうし．

看護師⓭　一緒にいられるあいだは，もっと息子さんとの時間を大事にしたい (R 複雑な聞き返し：パラグラフを続ける)．

患　者⓭　ええ，とにかく，一緒にいろいろな話をしたいですね．タバコさえ吸わなければ「臭い」と言われませんし．自分ではあまり気がつかないのですが，臭いみたいですし．

ただ，これまで一度も禁煙にトライしたことがないのであまり自信がないんです（維持トーク＋埋め込まれたチェンジトーク）．ただ，旦那もあんなにヘビースモーカーだったのにやめられたので，自分にもできるような気もするし（チェンジトーク：能力）．

看護師⑭　なんとなくできるような気がする（禁煙）…（R 単純な聞き返し）．

患　者⑭　はい．なんとなくですが…そう思います．ただ，無性に吸いたいときとかがあるんですよね．看護師さん，吸いたいときってどうすればいいですかね？

看護師⑮　そうですね．いくつかあるのですが，ご紹介してもよろしいですか？（MI 一致：質問への許可を得た EPE による情報提供）

患　者⑮　ぜひ，お願いします．

看護師⑯　口寂しいときは冷たいお水を飲んだり，ガムをかんだり，女性は特に禁煙によって体重が増えるのを嫌がる人が多いので，ストレッチングやウォーキングなどをするといいですね．運動は，体重増加をある程度抑えられるし，気分転換にもなりますよ．

患　者⑯　そうですか．いろいろと吸いたい気持ちを紛らわせる方法があるんですね．（時計を見て）看護師さん，ありがとうございます．ごめんなさい．そろそろバスの時間なので…お話できてよかったです．呼び止めてくれてありがとうございます．

面談の2カ月後

【面談を振り返っての看護師からのコメント】

再び外来で，この患者さんと会ったとき，タバコを吸いたいときには，前回の通院時に紹介したガムやストレッチングなどで対処しつつ，週末には息子さんと一緒に歩くようになっていた．目標であった「家族との対話」ができているようでうれしそうだった．彼女自身の喘息にも改善がみられ（「体重は増えた」とのことであったが），2カ月ごとの受診から3カ月ごとの受診になった．会話の途中からこの患者さんが喫煙による健康への影響や健康への心配についての話題からタバコが原因で家庭内で孤立感を感じていることが浮き彫りになった．そこで，要約をした後に，タバコをやめたときのメリットを聞いたことがよかったように思う．短時間でもよいので今回のケースのようにかかわっていければと思う．

解説

1 聞き返しの種類〈単純な聞き返しと複雑な聞き返し〉

MI スピリットの受容の4要素のなかのひとつ「正確な共感」とは，相手の状態や気持ちを正確に理解しようと想像力を働かせ，自分が理解したと思った内容を相手に伝え返して（ここが重要です），お互いに気持ちが通じ合っていると確認することです．この「相手に自分が理解したことを伝え返す」ことを「聞き返し」といいます．聞き返しは，MI スピリットの受容の重要な要素である「正確な共感」を達成するためには必要不可欠なスキルです．

聞き返しには単純な聞き返しと複雑な聞き返しの2種類があります．MI 初学者は，単純な聞き返し

は「オウム返し」，複雑な聞き返しは「それ以外」と大まかに捉えておいてよいでしょう．

「あなたの言っていることは○○なのですね」と別の言葉で言い換えたほうが「正確な共感」を得やすいので，可能であれば聞き返しの半分以上は，複雑な聞き返しを使うとよいでしょう．また，ここまでの事例を読んで気づいた方もいらっしゃると思います．閉じた質問の場合は語尾に「？」がありますが，聞き返しの場合は「？」がありません．また，何とも中途半端な語尾になっているところもあります．これも聞き返しの文言の特徴です．

具体的にみてみましょう．

まず，看護師❷で，「どのようなことが気になっているのかお聞きしようかと思って」と，開かれた質問で具体的な会話を始めています．続いて，患者さんの返答から一部分を抜き取って，そのままオウム返ししています．これが単純な聞き返しです．

患　者❷　ええ，実をいうと自分の喘息のこともですが，もしかしたらわたしの息子の健康にも悪影響を与えているかもしれない…そう思うとちょっと不安になってきて….

看護師❸　息子さんの健康…

複雑な聞き返しのほうが相手への理解が深まりやすいのですが，単純な聞き返しも素直に聞いている感じが伝わります．さらに，開かれた質問のように相手の探索行動を促さないという点で，心理的な負荷をかけない，というよい点があります．それに面談者も楽ですよね．そのため，わたしは「（次になんと言うか）困ったときには単純な聞き返し」をすることにしています．

次に複雑な聞き返しの例をみてみましょう．

患　者❿　そうですね…（沈黙）．最近，わたしがベランダでタバコを吸って部屋に戻ると2人ともわたしから離れるんですよね．一緒にテレビを見ながら話そうとしても「臭い」と言われるし．

看護師⓫　一緒に会話を楽しめないのがつらい，話をしてくれないから孤独を感じるのですね．

ここでは患者さんは，「子どもが自分から離れる」「『臭い』と言われる」としか言っていません．そこで看護師は，その様子を理解しようと想像力を働かせ，「話してくれないんだ．それで孤独を感じるのだ」という仮説を思いついたのです．それを患者さんに伝え返したのが看護師⓫の言葉です．その仮説はどうだったかというと，当たっていたわけです．患者さんは「ええ….たかがタバコなのですが，すごく孤独を感じます」と答えています．このように想像力を働かせて相手の思っていることを当てるなんて難しそうですか？　もちろん最初は簡単ではありません．しかし，安心してください．仮説が外れていたとしても大丈夫です．例えば，この場面で患者さんは孤独ではなく，怒りを感じていると仮定するとどうなるでしょう．

患　者❿　そうですね…（沈黙）．最近，わたしがベランダでタバコを吸って部屋に戻ると2人ともわたしから離れるんですよね．一緒にテレビを見ながら話そうとしても「臭い」と言われるし．

看護師⓫　タバコの煙くらいで避けるなんて「冷たい」「親に向かって『臭い』なんてひどい」と頭にくるのですね．

患　者⓫　いえ，頭にくるというより，話せないのが寂しいのです．すごく孤独を感じます．そ
　　　　　　　　れが今は一番つらいです．

　いかがでしょうか．間違った仮説を立てたとしても，何の問題もありません．来談者がそれを訂正して「こうなんだよ」と話してくれるからです．むしろ仮説が間違っていたほうが，丁寧に一生懸命に「いや，そうじゃなくてこうなんだよ」と話してくれることもしばしばあります．このようなプロセスを経ることで，来談者は「わかってもらえた」「話を聞いてもらえた」と感じ，同時に「人として大切にしてもらえた」「是認された」と実感するのです．ですから，難しく考えずに複雑な聞き返しを試してみればよいのです．
　もう1カ所みてみましょう．

　　　患　者⓬　そうですね．息子が中学に上がるともう一緒にいる時間も少なくなってしまうし．
　　　看護師⓭　一緒にいられるあいだは，もっと息子さんとの時間を大事にしたいのですね．

　これも複雑な聞き返しです．看護師は，患者さんの考えや気持ちを想像する際に，たった今聞いた患者さんの「息子が中学に上がるともう一緒にいる時間も少なくなってしまう」というセリフに続きがあるとしたら，どのような言葉が出てくるかを思い浮かべて話しています．
　試しにこの2つのセリフをつなげてみると，このようにうまくつながるとわかります．
　「"息子が中学に上がるともう一緒にいる時間も少なくなってしまうし"，"一緒にいられるあいだは，もっと息子さんとの時間を大事にしたい"」
　このような複雑な聞き返しもあります．パラグラフとは，対話のなかのセリフのことで，このような聞き返しを「パラグラフを続ける（continuing paragraph）」といいます．

2　来談者の発話の何を聞き返すか―行動変容へ向かう言葉を識別して聞き返す

　実際に聞き返しをしようとしてみると，単純な聞き返しの場合でも，直ちに突き当たる問題があります．それは，直前の患者さんの話のどの部分を聞き返したらいいのかということです．
　例えば，次の患者さんの発言のどこを聞き返しますか？

　　　患　者⓭　ええ，とにかく，一緒にいろいろな話をしたいですね．タバコさえ吸わなければ「臭
　　　　　　　　い」と言われませんし．自分ではあまり気がつかないのですが，臭いみたいですし．
　　　　　　　　ただ，これまで一度も禁煙にトライしたことがないのであまり自信がないんです．た
　　　　　　　　だ，旦那もあんなにヘビースモーカーだったのにやめられたので，自分にもできるよ
　　　　　　　　うな気もするし．

　聞き返す際には，変化につながる発言（チェンジトーク）を聞き返すというのが基本です．例えば，「できそう」「したい」「したほうがいい」「しないとまずい」とかです．なぜなら，来談者は，当然，自分の発言のうち（特に大切な部分が無視されたのでなければ），無視された部分よりも，面談者から聞き返してもらった部分に注意が向きます．通常は，それに対応する形で，その聞き返してもらった部分に関連した話をする確率が増えるはずです．
　この事例では，看護師は以下のように聞き返しています．

看護師⓮　なんとなくできるような気がする（禁煙）

　来談者の発話のなかから「変化できそう」という部分のみを抜き出して聞き返したわけです．それにしても，なんともしみじみするような単純な聞き返しですね．それが無理なく自然に患者さんのそばに寄り添う感じを醸し出しています．患者さんは，自分の気持ちを確認したうえで，さらに内面に秘めていた自分の弱みを口に出し，助けを求める質問を発しています．ダンスは「引き出す」から「計画する」のプロセスへと向かっているのです．

患　者⓮　はい．なんとなくですが…そう思います．ただ，無性に吸いたいときがあるんですよね．看護師さん，吸いたいときってどうすればいいですかね？

3 要約

　要約は，面談で行われたそれまでの内容を要約するということです．この事例では，看護師❾が典型的な要約になっています．要約ですから，基本的には良い内容も悪い内容も一緒にまとめることになります．しかし，要約する際には行動の変化に向かう来談者の発言をできるだけまとめて，そちらへ気持ちが向かっていくように伝えます．ちょうど，いろいろな草花が生えている草原で，緑の葉や枝も交えつつきれいな花束をつくるようなイメージを抱いていただければよいでしょう．

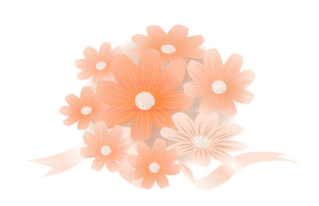

2 ● チェンジトークと抵抗の識別

学習段階③

チェンジトークと維持トークの認識

↓

フォーカスする，引き出す

学習段階④

チェンジトークを引き出し強化する

↓

引き出す

　ここからはチェンジトーク（行動変容へ向かう言語）と抵抗（不協和と維持トーク）の識別を意識して事例を読んでいただければと思います．

第7節　チェンジトークの識別

事例6　衛生管理者である先輩と職場の後輩との会話

　事例6は何気ない社内での会話です．MI は Motivational interviewing という名の通り，面談スタイルというよりはコミュニケーションスタイルと表現したほうがしっくりくるときがあります．この事例ではまさしく「会話」を通して先輩と後輩の日常会話のひとつとして禁煙が話題となっています．

　今回の事例の先輩は衛生管理者です．衛生管理者というのは，職場において労働者の健康障害を防止するため，常時50人以上の労働者を使用する事業所では，その事業所専属の衛生管理者を選任しなければならないことになっています．そして衛生管理者に選任されるためには業種に応じた資格が必要となります（詳細は厚生労働省のウェブサイトを参照）．この先輩は第二種衛生管理者免許を取得しており，社内および会社の敷地内禁煙について，産業医と協力して押し進めているところです．最近では，強力な助っ人として保健師も加わりました．

　社内の禁煙化は何とか着手して実施できました．今度は，喫煙をしている職員の禁煙サポートを念頭に活動を展開しているところです．さて，どのように会話を進めるのでしょうか？

> **面談ファイル**

タバコを吸うのがわずらわしいと思いつつもやめられない 20 歳代男性

目標行動	禁煙について考える（できれば保健室へ相談に行くこと）
場面設定	社内の廊下にて．会社は屋内禁煙．喫煙場所が外に設置されている．
面談者	衛生管理者（先輩）
対象者	28歳　男性　職場の従業員（後輩） 喫煙状況　1日20本　8年間 禁煙については迷っているものの決心がつかない状態

先　輩❶　お〜っ．久しぶり．元気にしている？

後　輩❶：あっ，先輩．お久しぶりです．こんなところで会うなんて奇遇ですね〜．

先　輩❷　あれっ？　もしかしてタバコ？　そっか，まだ吸ってるんだ…．

後　輩❷　ええ…まぁ…やめなくちゃいけないとは思うんですけど（チェンジトーク：必要），なかなか手放せなくて．

先　輩❸　そっか，なかなか踏ん切りがつかないものの，タバコのことは気になるんだ（R 複雑な聞き返し：両面をもった聞き返し）．

後　輩❸　そうですね．周りの状況もそうだし，最近，社内はすべて禁煙だし，こうしていちいち喫煙所に行くのも面倒なんですけどね（チェンジトーク：理由：現状維持の不利益）．でも，どうしても仕事の合間の一服がやめられなくて…．

先　輩❹　なるほど．周りの状況って，うちの会社だけでなくて禁煙の場所が増えているってことだよなぁ．確かになぁ（R 複雑な聞き返し（正確な共感））．そして，まだやめる気にはならないものの，煩わしくなってきているんだ（R 複雑な聞き返し（感情））．

後　輩❹　そうですね．さすがに煩わしいっていうか面倒なんですよね（チェンジトーク：理由：現状維持の不利益）．それに昨年から社内禁煙になってから周りでやめる人も増えてきていて．「お前，まだ吸っているの？」と言われることもあるし（チェンジトーク：理由：現状維持の不利益）．ただ，タバコの害は頭ではわかるんですけど，自分自身，それほど実感していないんで，なかなか機会がなくて…．

先　輩❺　そっか，タバコの害が時々頭をかすめるんだ（R 複雑な聞き返し）．どんなときにタバコの害について考えてしまうんだろう？（O 開かれた質問：喚起する質問）

後　輩❺　う〜ん，そうですね．風邪ひいたときとか，タバコを吸い過ぎて気持ち悪くなったときですね．このまま死ぬのかな，と思うくらい咳き込んだりすると，本当にタバコをやめなくちゃっ！　て思いますよ（チェンジトーク：必要：現状維持の不利益）．

先　輩❻　なるほど，手放せないとは思いつつも実際に体調を壊したときにタバコの害を実感している．このまま，タバコのせいで病気がひどくなったら…，健康を害したらどうしよう…みたいな（R 複雑な聞き返し：両面をもった聞き返し＋感情）．

後　輩❻　そうですね，はい．やっぱり，カラダ壊すと自分がつらいじゃないですか（チェンジトーク：理由：現状維持の不利益）．ただ，元気になっちゃうとあのつらさを忘れてしまって，喉元過ぎれば…みたいな．だから，こうしてズルズルきているんですよね．

先　輩❼　ふ〜ん．そっかぁ…元気になるとつらかったことも忘れて，いつものように…（R 単純な聞き返し）．なるほどね〜．ただ，ここまでの話を聞いていると，喫煙所に行くのも時間がもったいないし，周りもやめているから，吸っていても何となく周囲からの

目も気になるし，第一，健康が大事だから体調を壊すのは嫌だし… (S 要約).

後　輩❼　そうですね，今，先輩と話していて思ったんですけど，やっぱりタバコっていいことが少ないですね (チェンジトーク：理由：現状維持の不利益)．健康も大事なんですけど，やっぱり，このタバコタイムが煩わしいですね (チェンジトーク：理由：現状維持の不利益)．

先　輩❽　というと？ (O 開かれた質問：喚起する質問)

後　輩❽　だって，そうでしょ？　喫煙所までの往復が 5 分．喫煙所に行くと，他の吸っている人とも話すから最低でも 10 分はそこにいるし．それが 1 日で最低でも 3 回から 4 回．ええっと…そうなると…．あっ 1 時間近くは仕事から離れているわけで (チェンジトーク：理由：現状維持の不利益)．でも，まぁ，そこでいろいろな人と話ができてるのもいいんですよね．他の部署の人たちとも情報交換もできるし．それになんていうか，変な連帯感みたいなものもあって…ああ，この人もタバコ吸っているんだ…みたいに安心しちゃう部分もありますね．

先　輩❾　そうすると，喫煙所でのコミュニケーションがいいなぁと思いつつも，やっぱり時間がもったいないし，タバコを吸っている時間に仕事ができれば，もしかしたら残業も減るかもしれない (R 複雑な聞き返し：両面をもった聞き返し＋言外の聞き返し)．

後　輩❾　そうですね，残業は減らしたいですね．もともと趣味で走っているので，残業を減らしてトレーニングしたいですね (埋め込まれたチェンジトーク：願望)．

先　輩❿　なるほど，時間を有効に使うためにも，自分の行動を少し変えてみてもよさそう，ということなんだ (R 複雑な聞き返し：言外の聞き返し)．

後　輩❿　はい．そうですね．最近，残業が多くて…今，気がついたんですけど，タバコを吸っている時間がやっぱり多いような気がしてきました (埋め込まれたチェンジトーク：理由：現状維持の不利益)．ただ，息抜きにもなるし…．

先　輩⓫　そっか．こうして話していると，仕事の効率のために，適度な息抜きも兼ねてタバコを吸っているつもりだったけど，意外とそのタバコが自分の足を引っ張っているかもしれない，タバコ以外で何かうまく気分転換できればいいのに… (R 複雑な聞き返し（感情))．

後　輩⓫　そうですよ．本当にそうですよね．先輩はタバコを吸わないじゃないですか．どうやって気分転換しているんですか？

先　輩⓬　そうだなぁ．俺の場合は，こうして時々社内を歩くようにして，極力，仕事の話は直接相手と話すようにしたり，後はコーヒー飲んだり，背伸びしたりかな (MI 一致：質問に答える情報提供)．

後　輩⓬　なるほど，タバコを吸っていない人だって気分転換できているんですもんね．自分でもできるかな？ (疑問も交じっているので完全なチェンジトークとは言えないが：能力)

先　輩⓭　仕事中の気分転換ができる方法がわかれば，タバコを手放してもいいかも，という感じになってきたのかな？ (閉じた質問)

後　輩⓭　はい，理想はそうですね．タバコ以外で気分転換ができればいいなぁ〜 (チェンジトーク：願望)．

先　輩⓮　そういえばひとつ耳よりの情報があるんだけど，話してもいいかな？ (MI 一致：許可を得た情報提供)

後　輩⑭　なんですか？　ぜひお願いします．

先　輩⑮　最近，新しく赴任してきた保健師さんいるだろう？　あの人，禁煙についても詳しいみたいだから，時間をみて相談してみたらどうだろう？（MI 一致：情報提供）

後　輩⑮　そうですね（悩んでいる様子）．禁煙を強要されないのなら，話だけでも聞いてみたい気がしますね（チェンジトーク：願望）．

先　輩⑯　たぶん，専門家なんだから，禁煙を強要することなんてしないはずだから，安心してもいいと思うよ．俺の同僚もそこで話をした数日後くらいに禁煙したみたいだなぁ〜．話を聞いてもらうだけですごくすっきりして，禁煙も意外と楽だって話していたよ（MI 一致：情報提供）．

後　輩⑯　そうですか．それなら，自分も行ってみることにしますよ（チェンジトーク：宣言）．

先　輩⑰　うんうん．ぜひ時間をみて行ってみたらいいよ．俺も後輩には元気で働いてほしいからな．そうそう，突然，こんな廊下で話しかけて悪かったけど，タバコについて話してみてどう？（EPE による情報提供：E 相手の反応を引き出す）

後　輩⑰　ええ，そうですね．よかったなぁと思っています．短い時間だったんですけどタバコのことをちゃんと考えるきっかけになりました．なんか，こうして喫煙場所に行くのがばからしいので，今日は行かずに，自動販売機でコーヒーを買ってこのままオフィスに戻ります．

先　輩⑱　そっかぁ…残業減るし（R 複雑な聞き返し：パラグラフを続ける）．

後　輩⑱　はい．そうです．それに，禁煙が楽にできる方法があるならぜひ試したいですしね（チェンジトーク：願望）．だから，時間をみつけて保健師さんのところに行ってみたいと思いますよ（チェンジトーク：宣言）．

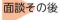

面談その後　後輩は職場の健康管理室を訪れて保健師と禁煙について相談した．そのなかで，自分が意外とニコチンへの依存度が低いことがわかり，まずは失敗を覚悟で禁煙にチャレンジしている．

 この面談から考えてみましょう！

解説

1 チェンジトークを認識しよう

　チェンジトークは，両価性をもつ来談者の言葉のうち，行動変容に向かう言葉のことです．これに対して現状を維持しようとする言葉を維持トークといいます．ひとつのセリフのなかにこの2つが混じっていることも多く，両価性をもつ来談者の気持ちを伺うことができます．

この後輩のセリフでは，タバコを吸い続けるデメリットを感じているものの，「でも，どうしても」，と現状維持に向かう言葉も述べています．

> **後　輩❸**　そうですね．周りの状況もそうだし，最近，社内はすべて禁煙だし，こうしていちいち喫煙所に行くのも面倒なんですけどね（チェンジトーク：理由：現状維持の不利益）．でも，どうしても仕事の合間の一服がやめられなくて….

一方，変化に向かう言語は「こうしていちいち喫煙所に行くのも面談なんですけどね」という部分になります．

チェンジトークは，願望（D：Desire），能力（A：Ability），理由（R：Reasons），必要（N：Need），という4つの準備段階のチェンジトーク（preparatory change talk：DARN）と，宣言（C：Commitment），活性化（A：Activation），段階を踏む（Ts：Talking steps）という3つの動かすチェンジトーク（Mobilizing change talk：CATs）に大別されます．面談のなかでいきなり宣言（C）が現れることは滅多にありません．面談のなかで，行動変容へ向かうセリフ（「変わりたい」「変われる」「変わる必要がある」「変わる理由がある」など）を口にしているうちに，徐々に動機が高まって，「変わるぞ（C）」に至ります．事例にチェンジトークの場所と種類を示してあるので確認してみましょう．

ちなみにDARNのそれぞれの区別はあまり厳密なものではなく，どれなのかにこだわる必要はありません．

2 チェンジトークへの反応

チェンジトークが現れたら，行動の変化の方向を意識しながらOARS（＋EPE（情報提供））を用いて面談を進めていきます．

> **後　輩❷**　ええ…まぁ…やめなくちゃいけないとは思うんですけど，なかなか手放せなくて．

例えば，「○○だけど××」という発言があった場合，ここでは○○が「やめなくちゃいけない」となり，××が「なかなか手放せない」となりますね．行動の変化につながるほうは「○○：（タバコを）やめなくちゃいけない」ということなので，「（タバコを）やめなくちゃいけない，と思うのはなぜでしょうか？」とか「もう少し具体的に教えてください」という開かれた質問をします．あるいは，「やめなくちゃ，と思うんですね」と単純に聞き返したり，または先輩❸のように複雑に聞き返します．維持トークとチェンジトークを並べるときはチェンジトークを後ろにもってきます．

> **先　輩❸**　そっか，なかなか踏ん切りがつかないものの，タバコのことは気になるんだ．

その観点でみてみると，この先輩はすべての対応で，行動変容の方向（この場合はタバコをやめる）に聞き返している（❸，❹，❻，❾，❿）ことがわかります．すごいです．ぜひ確認してください．質問についても初めの質問以外，すべてチェンジトークを引き出すような質問（❺，❽）です．

> **先　輩❺**　どんなときにタバコの害について考えてしまうんだろう？
> **先　輩❽**　というと？

この2つの質問は特に効果的で，先輩❺を受けて，後輩は具体的にタバコを吸い続けることと健康面への不利益について探索しています．さらに，先輩❽によって，健康面以外に，タバコが煩わしい，面倒くさい，という新しいチェンジトークが引き出されています．
　さりげない会話のようにみえて，実は非常に理にかなった対応を丁寧にしていることがわかります．さらに，相手のセリフをまとめる「要約」も行動の変化の方向を意識しています．こちらは，先輩❼をみてみましょう．

> 先　輩❼　ふ～ん．そっかぁ…元気になるとつらかったことも忘れて，いつものように…．なるほどね～．ただ，ここまでの話を聞いていると，喫煙所に行くのも時間がもったいないし，周りもやめているから，吸っていても何となく周囲からの目も気になるし，第一，健康が大事だから体調を壊すのは嫌だし…．

　「体調がよくなると，タバコによる咳のつらさを忘れてしまう」という後輩のセリフをさりげなく単純に聞き返してフォローした後，これまで後輩が述べてきた「タバコを吸い続けることへの不利益」，「やめる理由」となる部分を端的にまとめています．
　ここからわかるのは，MIは会話を進めるひとつのスタイルだということです．ですから，たとえ10秒という極端に短い時間しかなくても，そのスタイルはとれるのです．具体的にはチェンジトークに注目し反応する，もしくはチェンジトークを引き出すような質問をする，ということですね．ですから，MIは忙しく時間がない臨床家にこそお勧めしたいカウンセリングスタイルです．

3　4つのプロセスでみると

①かかわる
　この面談事例に限らず，多くの場合，特に面談の初期段階では，チェンジトークばかりでなく，維持トークも含めて複雑な聞き返しをしています．このような複雑な聞き返しを「両面をもった複雑な聞き返し」といいます．

> 先　輩❸　そっか，なかなか踏ん切りがつかないものの，タバコのことは気になるんだ

　こうすることで，後輩の複雑な心境に寄り添い，信頼関係を強めています．先輩は，複雑な聞き返しを使ってなるべく後輩の状況や心情を正確に把握しようと努めています．これを「正確な共感」と呼んでいます．先輩は，後輩の揺れ動く心情の片方だけ，この場合は「タバコをやめる」という一方向にだけ肩入れをすることなく，タバコを吸いたい気持ちにも寄り添いつつ，会話を進めていますよね．このような先輩の聞き返しによって，後輩は，タバコを吸いたい気持ちについても正直に話しています．このようなやりとりを通して，お互いの信頼関係を確立し，安心して会話を継続できる土台をつくっていくことが大事になります．この会話の土台が整って，初めてチェンジトークへの対応が可能となります．
②フォーカスする
　先輩は初めからタバコの話を持ち出しています．ただし，先を急がずに後輩のペースに合わせてゆっくり話を進めています．

③引き出す（喚起）

　禁煙を考えてもいいかなという理由や，禁煙する動機をチェンジトークをメインに聞き返したり，チェンジトークに関する質問をしたりすることで引き出しています．

④計画する

　後輩からの質問に答えることをきっかけに，先輩から情報提供（「新しい保健師さんが来た」「話しただけでスッキリして禁煙できた人もいた」）が行われています．

　先輩⑮からの流れをご覧ください．先輩は，後輩が禁煙に興味を示したものの，後輩にとって必要な情報を小出しにしています．「禁煙を強要されるかもしれない」という懸念に対しても，「きっと保健師さんは専門家だし，知り合いも話してよかったと言っているし」と，身近な例を出しながら，とても優しく丁寧に対応しています．協働的な面談ですね．

　いかがだったでしょうか．この事例に限らず，何気ない会話のなかでも MI を活用することは可能です．わたしも学生と廊下で会ったとき，授業が終わったときなどさりげないところで声をかけて，その声かけがきっかけで，ちょっとした会話になることがあります．その内容はダイエットであったり，禁煙であったり，病院受診の相談をされたり，さまざまです．皆さんも，「面談」として構えずにコミュニケーションスタイルのひとつとして MI をさりげなく使ってみてはいかがでしょうか．

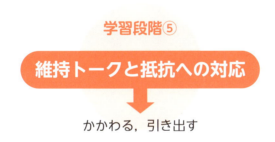

第 8 節　抵抗の識別

　ここでは，「抵抗」についてみていきましょう．抵抗は，「Motivational Interviewing」の第 2 版（文献 1）までは一緒に扱われていたのですが，2012 年に発刊された第 3 版（文献 7）では，不協和と維持トークに分けて説明されるようになりました．「不協和」というのは，面談者と来談者との関係性についての不具合，もう少しはっきり述べると，来談者から面談者に対しての不満や怒りなどを指し，これは面談継続の赤信号となります．そして，「維持トーク」は変わる方向へ向かうチェンジトークに対して，現状にとどまる言葉を指します．いずれにしても，「不協和」と「維持トーク」の 2 つは，面談を継続していく際に対応していかないと，面談自体が進まない，いわば障害となります．特に不協和はそのまま放置した状態で面談を進めると面談自体がレスリングのような状態となり，お互いに自分の主張を通すまで言い合いになったり，来談者がまったく話さなくなったり，面談は膠着状態となります．

事例7　アルコール依存症治療の医療機関の医師と患者さんとの面談

　事例 7 では，奥さんにむりやり病院に連れて来られた男性と医師との面談です．アルコール依存症の治療を専門とする医療機関に，何とか夫を連れて来た奥さん．そして，夫は自分がこの場にいることさ

え納得しておらず，憮然として診察室の椅子に座っています．医師は，この自分と向き合って座っている男性を見て思います．この男性は帰ろうと思えば帰ることができるはずなのに，この場にいる．まずは話してみよう…と．さて，どのようなやりとりになるでしょうか？

この事例は他の事例と比較すると多少，長い会話になっていますが，医師が何とか自分自身の「正したい反射」と葛藤しながら，来談者の言葉に耳を傾け，最終的には継続受診に向かうことに成功しています．

面談ファイル

奥さんにむりやり病院に連れて来られた 50 歳代男性

目標行動	お酒のことを考える　または　継続受診
場面設定	アルコール依存症治療を専門とする病院
面談者	医師
対象者	58 歳　男性　会社員

奥さんの話では，職場内での人事異動の後から飲酒量が増加．休日などは朝からお酒を飲んで酩酊状態でいることも多い．心配になった奥さんが何とか旦那さんを説得して病院に連れて来た．

次の事例では面談者の医師が面談中にどのように自分のなかで面談を組立てようとしているのかも記載しています．例として，「正したい反射の我慢」というのは，相手を説得したくなる気持ちを抑えて聞き返している，というような意味合いになります．

医　師❶　今日は奥さんと一緒に来られたということですけれども，少しお話を伺ってもよろしいですか？

男　性❶　はい．

医　師❷　奥さんは非常に心配されていますけれども，そのことについてどういうふうにお感じです？

男　性❷　まあ，女房はねえ，あいつは細かいことにうるさいから．あまりたいしたことじゃないのに，大げさにするんですよね．

医　師❸　奥さんは，大げさで少し細かすぎる，と（医師は相手を正したいという気持ちを我慢）．

男　性❸　そうそう．

医　師❹　あまり心配する必要はない（R 複雑な聞き返し：意味の明確化 / 増幅された聞き返し―わずかに来談者の正したい反射を期待している）．

男　性❹　そうですね．

医　師❺　奥さんが心配しすぎなのは迷惑って感じ（R 複雑な聞き返し（感情））．

男　性❺　まあ，そういうことですね．よう，あいつと一緒におるなあ，という感じですね．

医　師❻　よう一緒におるなあと…．これ以上うるさく言われるのだったら，いっそのこと別れるということも考えたりする（R 複雑な聞き返し：増幅された聞き返し―医師は来談者の正したい反射を期待）．

男　性❻　ああ，まあ，そういうこともあるかもしれんですね（「別れる」という強めの聞き返しに対して「いや，別れるまでは考えていない」という回答を男性から期待したのだが，期待に反して同意されてしまった）．

医　師❼	あるかもしれないってことは（正したい反射は我慢），そのほうがひょっとしたら清々するかもしれない．	
男　性❼	まあ，そうかもしれないですねえ．ゴチャゴチャばっかり言っとるからねえ．	
医　師❽	ゴチャゴチャ言われずに，自分の好きなようにさせてほしい（R複雑な聞き返し（感情））．	
男　性❽	まあ，そうですねえ．もともと問題もないし．	
医　師❾	そうですね（正したい反射を我慢）．もともと問題はないけど，ここに来れば奥さんが，どうなんですかね，とにかく来れば静かになるのではないか，みたいな…（R複雑な聞き返し）．	
男　性❾	あまりにうるさいんでね．まあ，付き合ってやったと．	
医　師❿	1回はとにかく（R複雑な聞き返し：パラグラフを続ける）．	
男　性❿	はい，先生には申し訳ないけれども，ちょっと顔を立てた，と．	
医　師⓫	奥さんには少し静かにしてほしい（R複雑な聞き返し（感情））．	
男　性⓫	はい．静かにしてほしいです．	
医　師⓬	少しまとめますと，ここにいらっしゃったのは，自分では，特に生活に問題はなくって，奥さんが騒ぎ過ぎていて，しょうがないからいったん顔を立てたいな，っていう感じで来ていて，で，まあ，できれば，少し静かにしてほしいと（S要約―来談者の感情面に焦点）．	
男　性⓬	はい．そうですね．	
医　師⓭	そうすると，ここにはがんばって来られた，と（A是認＋視点の変更）．	
男　性⓭	そうですね．	
医　師⓮	それは，一度，奥さんの顔を立ててもいいなって気持ちで（R複雑な聞き返し（感情））．	
男　性⓮	まあ，そうですね．	
医　師⓯	それ，なんでなんです？（O：喚起，引き出す質問）	
男　性⓯	うーん，子どものこともあるし，それはちょっと考えんといかんかなあ，ということはあるもんだから．彼らにとっては母親が大事なところはあるし．	
医　師⓰	彼らにとっては大事な母親かもしれない（R弱めの聞き返し）．	
男　性⓰	まあ，そうでしょうね．	
医　師⓱	奥さんはうるさいけれども，母親としてはそれなりのことをしている（R複雑な聞き返し：パラグラフを続ける）．	
男　性⓱	まあ，そうですね．	
医　師⓲	たとえば…（O：喚起　建設的な発言に対して詳述を求める）．	
男　性⓲	うーん．やっぱりお弁当をつくったりだとか，勉強をみてやったりだとか学校のことをいろいろしてくれているし，家事もちゃんとやってくれているし，それは評価していますよ．	
医　師⓳	奥さんにもいいところがある（R複雑な聞き返し）．	
男　性⓳	はい．	
医　師⓴	あなたもお子さんのことを考えてはいる（A是認）．	
男　性⓴	ん？	
医　師㉑	あなたもお子さんのことを考えているのですね？（閉じた質問）	
男　性㉑	そうですね．	

医師㉒　一方で，今のようにお酒を飲み続けていくということもある（医師㉑と医師㉒で連結するＳ要約─矛盾を拡大している）．

男性㉒　まあ，そうですね…（沈黙）

医師㉓　（沈黙）お酒のいいところを少し教えてもらってもいいですか？（焦点をずらす：話題の変更：お子さんのことを考えている自分とお酒を飲み続ける自分との対比から矛盾を拡大しようとしたが，医師㉒はまだ早かった．お酒を飲み続けるメリットについて聞いてみる→ランニングヘッドスタートへ切り替え）

男性㉓　お酒のいいところはあれですね．気持ちよくなるところ，ボワッとなりますしねえ，やっぱり疲れがとれます．

医師㉔　疲れがとれて，ボワッとなって，そういうところが大事なんですね（Ｒ単純な聞き返し）．で，他にはありますか．お酒のいいところ？（引き出す質問）

男性㉔　お酒のいいところ，そうですねえ．ストレス解消にもなっているし，たとえばなにかやるときにお酒を飲みながらやったほうが，やっぱり楽しいときもあるし．どうかな，えーと，たとえば音楽を聞いたりだとか，映画とか観たりするときも，お酒を飲んでいたほうが余計に感動するとかですね．だから，それなりの効用もあるんじゃないでしょうかね．

医師㉕　うんうん，そうすると音楽を聞いたりとか映画を観たりしているときにより楽しくなる．それから，ボワッとしてストレスがとれる，と（Ｒ単純な聞き返し）．他には？（引き出す質問）

男性㉕　他には，まあお酒飲んだときに，やっぱりちょっとあれですよね，いつものカチッとした感じがちょっととれるから．

医師㉖　カチッとした感じがとれる（Ｒ単純な聞き返し）．

男性㉖　うん，要するに緊張がちょっと解けるから，普段だと考えつかないようなことを思いつくようなときもたまにありますね．

医師㉗　うんうん．アイデアが出たりするんですね（Ｒ単純な聞き返し）．じゃ，どうしてそれを奥さんはいやがるんですかね〜…（引き出す質問）．

男性㉗　どうしてでしょうかねえ．本当に教えてほしいですね．

医師㉘　うんうん，奥さんがいやがる理由がよくわからない（正したい反射の抑制）．

男性㉘　よくわからないですね．やたら言うんですよね，なにがそんなにいやなのかなあ．

医師㉙　もし，可能性があるとしたらどのようなこと？（引き出す質問）

男性㉙　どうだろう．やっぱり健康のことですかねえ．

医師㉚　健康のことというと…（先を促す）．

男性㉚　あれかな，肝臓の検査値がちょっと高かったことがあるから，そのことを心配しとるのかもしれないですね．

医師㉛　肝臓が悪くなると，どうなることを奥さんは心配しているのでしょうか？（引き出す質問）

男性㉛　よくわかんないですけれども，肝臓が悪くなって働けなくなっちゃうということを心配しているのかもしれないですねえ．

医師㉜　肝臓が悪くなると働けなくなるかもしれない．それがいやがる理由かもしれない（Ｒ単純な聞き返し）．

男　性㉜　そうですねえ．当然収入には影響してくるから…．

医　師㉝　お子さんともそういう意味では関係がある（R 複雑な聞き返し）．

男　性㉝　ん？

医　師㉞　子どもとも関係がある（R 複雑な聞き返し―健康を害すると仕事ができなくなるから，お子さんの養育費などについても当然，関連してくるであろうということを想像して聞き返し）．

男　性㉞　まあ，そういうことですね．

医　師㉟　そうすると，子どものこととか収入のことを考えると，奥さんの言っていることもわからんではない．

男　性㉟　んー，まあ，ちょっと心配しすぎなんですよね．

医　師㊱　まあ程度の問題ではあるが（R 複雑な聞き返し）．

男　性㊱　うん，もし，女房が言うように，本当に働けなくなっちゃうほど大変な状態だったらやっぱり問題でしょうね．

医　師㊲　あなたとしては，ボワッとして緊張をほぐすために大事なお酒だし，そして，働けなくなるのは困る…（R 複雑な聞き返し：両面をもった聞き返し（価値））．

男　性㊲　そうですね．そんなふうになっちゃあ困るということはありますね．働けなくなったら収入がなくなって自分が生きていけないし，子どもや家族もそうなるし，まあちょっと大変な事態になりますね．

医　師㊳　なるほど．そうすると，お酒，少し奥さんに協力して，やめるかどうか，減らすかどうかは別として，ただそんなふうにならないように，まあ定期的にこちらに来ていただくとしますよね，仮にね（仮定での可能性の模索）．

男　性㊳　はい．

医　師㊴　そうすることがTさんにとってよさそうですか（閉じた質問）？

男　性㊴　ええっとそれは，お酒を減らすためにこちらに来ると？

医　師㊵　お酒を減らす気持ちもあるかもしれませんけど，とりあえずは収入がなくならないようにということでいいと思うのですが…（MI スピリット受容（自律性の尊重）―減酒に関する選択権の保証）．

男　性㊵　はあ．

医　師㊶　定期的に肝臓なりを調べたりっていうことでやっていくとして…．

男　性㊶　なるほどね．

医　師㊷　いかがでしょう？　Tさんが働き続けるうえで，時々こちらに来るというのは…（引き出す質問）．

男　性㊷　まあ，時々なら…．こうして病院に来るのもいいかもしれないですね．肝臓が悪くなるのを抑えるでしょうから，カラダへの負担が減って健康面ではよさそうですね．さっきも言ったようにだんだん働けなくなっちゃうっていう事態は防げるかもですねえ．

医　師㊸　かもしれない．そうすると…（R 複雑な聞き返し―先を促す）．

男　性㊸　もちろん仕事も続けていけるし，女房にゴチャゴチャ言われんですむし．

医　師㊹　奥さんに，ゴチャゴチャ言われなくなるかもしれませんね．いやだって言われていましたよね（R 単純な聞き返し）．

男　性㊹　ええ，そうですね．

医　師㊺	お子さんに関してはどんないいことがありそうですか？　(引き出す質問)
男　性㊺	もちろん子どもは大事だから，今後，成長していくうえで支障があっちゃいけないから，収入面ではあれだし，まあ女房もそこらへんのことではちゃんとやってきてくれてるから，その面では感謝してるところはあるから，そこらへんは影響あるかもしれませんね．
医　師㊻	じゃ，ここまでのお話をちょっとまとめると，奥さんがあまりうるさく言うんで，怒られて，あまりうるさく言うんだったら離婚も考えないわけでもない，と．ただ，本当に肝臓が悪くなったりしたら，働けなくなって収入が入らなくなるのは困るし，子どもの将来へも影響が出るし，奥さんが心配するのももっともだな，と思うところもある，と　(S 要約)．
男　性㊻	はい，そうですね．
医　師㊼	ご自身としても働けなくなるのは困るから，時々来院して肝臓を診てもらうというのは悪くはない　(R 複雑な聞き返し)．
男　性㊼	まあ，そうですね．
医　師㊽	そうすると，奥さんからゴチャゴチャ言われるのも減るかもしれないということですね？　(閉じた質問)
男　性㊽	まあ，そうですね．
医　師㊾	それで今度ですが，どうされたいですか？　(引き出す質問)
男　性㊾	そうですね．せっかくここまで来たし，お話も聞いてもらったし，ありがたいと思っています．次回も来ていいですか．
医　師㊿	そうですか．もちろんです．それでは，次回の受診の相談をしましょうね．2週間後でいかがでしょうか？
男　性㊿	はい，わかりました．それでは，また．

面談を分解してみましょう！

解説

1　抵抗（維持トークと不協和）への対応

　MIを学びたい理由として，最も耳にするのは「どうしたら行動変容に抵抗する人を変化に向かわせることができるか」ということです．ここでいう「抵抗」とは，行動を変える気にならなかったり，行動を変えることを嫌がったりするという意味だと思われます．MIでは，抵抗を2つに分けて考えます．

　ひとつは，維持トークです．行動の変化に迷いがある人は，変化によるメリットを考える一方で，変化によるデメリットや現状維持のメリットについても考えており，それを口にします．これは抵抗とはいっても人として当然な発言だといえます．

　もうひとつは不協和です．これは，面談者との信頼関係が構築できていない場合です．特に面談者が，正したい反射を前面に出して，対決的に「なぜ○○しないんだ！」と迫ったり，脅したりすると起

きやすくなります．この影響は想像以上に強く，そして長期にわたり，他の面談者との関係にも影響を与えます．初対面であっても，それまでに指示的な面談を繰り返し受けてきた来談者にタバコの話題を出した途端，顔色が変わって「どうせお前も『禁煙しろ』と説教するんだろ」と感情的になってしまう場合があります．つまり，不協和は来談者の行動変容に関する問題ではなく，面談者との信頼関係の問題なのです．

「断酒しても大丈夫かなあ…」は維持トークですが，「断酒の話なんかしないでくれ」というのは不協和です．

MIでは，このような維持トークや不協和に対応できることが，多くの臨床家をMIに引きつける大きな理由のひとつだと思います．

2 不協和への対応

不協和への具体的な対応は，これまでの事例のなかに繰り返し出てきていますので改めてみてみましょう．

事例1：
保健師❶　こんにちは．今日はお忙しいなか，お越しいただきましてありがとうございます（相手の行動を是認：MIスピリット受容（是認））．

従業員❶　そうだよ．あんたらと違って，こっちは，毎日毎日朝から晩まで忙しいんだよね．今日だって，職場の健診時に「肺機能が悪い」とかなんとかで，それに，上司にも「一度健康相談に行け」と言われたから…しょうがなく来たんだよ（抵抗：不協和）．

保健師❷　そうだったのですね．本当は来るのが面倒で嫌だったのですね（MIスピリット：受容（正確な共感）R複雑な聞き返し）．それなのに，お忙しい時間を何とか工面してこうして健康相談室に来てくださってありがとうございます（相手の行動を是認：MIスピリット受容（是認））．

従業員❷　ええ〜…まぁ…ね．
保健師❸　今日の面接は15分間を予定していますが，よろしいですか？（MIスピリット協働）
従業員❸　それくらいならいいですよ．

事例4：
保健師❶　こんにちは．今日は来ていただきましてありがとうございます．
会社員❶　いや〜，来たくなかったんだよね．どうせまた，お酒のことを言われるんでしょ？（抵抗：不協和）

保健師❷　ここに来てお酒のことを言われるのは，不本意なのですね（不協和への対応　R複雑な聞き返し（感情））．

会社員❷　お酒って自分の問題だし，自分の体のことをとやかく言われる筋合いはないし．自分がいいと思って飲んでいるし，多少，飲みすぎるかもしれないけど．他人には迷惑をかけてないし．何が問題なわけ？（抵抗：不協和）

保健師❸　他人に自分の行動を干渉されて「酒をやめろ！」みたいに言われる感じがして不愉快なのですね．自分のことは自分で決めるべきだし，あれこれ言われるのはいやだと（不協和への対応　R複雑な聞き返し（感情））．

会社員❸　そうだね～．

　事例の 1 と 4 は，いずれも不協和から面談が始まっていますが，ともに MI スピリットを土台として来談者の挑発には乗らず，正したい反射を抑制して，聞き返しを中心に追従的に応答しています．これが不協和への対応の基本です．続きの場面でも基本的に正したい反射を抑制して，追従的に聞き返しを繰り返しています．それ以外の MI の要素も加わっています．

事例 1：
保健師❻　K さんがここに来るのが嫌だったのは，その病気のことに関連して禁煙を無理やり勧められるのでは，と思ったのですね（MI スピリット受容（正確な共感）　R 複雑な聞き返し（感情））．
従業員❻　まぁ，そんなところですかね．えっ，禁煙を勧めないの？
保健師❼　健康管理を専門とするわたしの立場では，やはり，この結果をみると禁煙を勧めたくなりますね（MI スピリット協働と思いやり，質問に答える情報提供）．ただ，やはり，どのような行動を選択するかは K さんが選ぶものだと思っています（MI スピリット受容（自律性の尊重））．
　K さんご自身は，今回の健診結果と医師の説明を受けて，どのように思われたのですか？（MI スピリット喚起，O 開かれた質問，EPE による情報提供）
従業員❼　そうだなぁ．まずは，自分の肺の状態とタバコについてもう少しわかりやすく知りたいかな（チェンジトーク：願望）．健診後の保健指導では脅されてばかりで頭にきてね．

事例 4：
保健師❺　お酒を飲まなければ肝機能の数値が下がるし，年に 1 回くらいは飲まない時期をつくって，自分なりに調整すれば問題ないと（R 単純な聞き返し）．
会社員❺　（うなづく）
保健師❻　それでは，W さんにとってお酒はどのようなメリットがありますか？（MI スピリット喚起：O 開かれた質問 / ランニングヘッドスタート）

　このように不協和への対応は，来談者の話に追従し，共感しながら応答していろいろと話ができるようにしていきます．その他に，自律性の尊重（選択権の保証），焦点ずらし（話題を変える）などがあります．この「焦点をずらす」というのは，事例 1 では，禁煙を勧めるかどうかの話から来談者の考えへ（保健師❼），事例 4 では，お酒をやめるかどうかの話から健診の結果を来談者がどう考えているかへ（保健師❹），あるいは，飲酒に問題がないかどうかからお酒のメリットへ（保健師❻）が該当します．
　そして，事例にはありませんでしたが，謝罪（「気を悪くさせてしまったのなら謝ります」）などがあります．

事例7から維持トークへの対応をみてみよう！

3 維持トークへの対応の基本

　来談者によっては，なかなかチェンジトークが現れてこない場合があります．例えば，繰り返し周囲から依存症について責められている場合には，来談者は自分のプライドを守ろうとして「自分には問題はない」「依存症というほどではない」と言い張ることがよくあります．依存状態が長く続いていて，その生活様式を変化させるのに非常に強い不安を感じている場合には，変化を考えること自体を拒否（「タバコのない生活など想像できない」など）することも珍しくありません．また禁煙や断酒の失敗を重ねている場合には，本人も諦めかけている（「どうせできっこない」）ことがあります．

　そのような困難な事例への対応には，面談の流れを工夫するマクロレベルの戦略から個々の発言に対するミクロレベルのスキルまであります．どの場合においても，MIスピリットが根底にあり，まずは来談者の不協和を取り除き，かかわるプロセスをしっかり固めるということが大前提となります．それでは，この事例で行われている戦略やスキルを概観してみましょう．

1）焦点をずらす（視点の変更）

　不協和への対応にもありましたが，建設的な議論が難しいテーマから視点を変えて別の角度やテーマからアプローチするという方法です．

　この事例では，飲酒問題で無理やり連れて来られているので，いきなり飲酒の話を持ち出さず（不協和の顕在化が懸念される），奥さんの話題から入っています（医師❶）．他にも不協和を予防するために視点の変更が行われています．例えば医師⓭〜医師⓯では，「本当に奥さんは心配しすぎなのか？」というテーマは不毛と判断し，「奥さんの顔を立てて来院したのはなぜなのか？」というテーマに移動しています．医師㉓もそうです．子どもへのお酒の影響から，お酒のメリットへ話題を変更しています．

2）正したい反射の誘導

　複雑な聞き返しによって，来談者の言っている意味を明確化したり，増幅したりして，来談者の正したい反射を誘導します．

　例えば，医師❹では，「女房は細かすぎる，たいしたことじゃない」という来談者の発言に対し，その言葉の意味を明確化して「心配する必要はないのですね」と聞き返すことで，来談者から「いや，心配する必要がないことはない」という正したい反射が現れることを期待しています．仮にそういう返事がきたら，「心配なところもあるのですね」と受けて，「例えばどういうことでしょうか？」と現状維持の問題点（チェンジトークに相当します）を引き出すための開かれた質問を行ったりします（ここでは空振りに終わっています）．

　医師❻では，「（女房と）よう，一緒におるなあ」に対して，「いっそのこと別れる，ってことも考えたりしますか？」とややオーバーに聞き返して（これを「増幅された聞き返し」といいます），来談者の正したい反射を誘導し，「いや，そこまでは考えてない」という答えを期待しています．仮にそういう返事がきたら，「奥さんにもいいところがあるのですね．例えばどういうところですか？」などと開かれた質問をしようと考えています．しかし，ここも空振りに終わっています．

　医師❽でも，医師❹と同様に意味の明確化による効果を狙っています．このように，正したい反射は面談者ばかりでなく，来談者にも起きます．それを利用して維持トークからチェンジトークへの切り替えを試みます．ただし，絶対に嫌味な感じにならないように控えめに慎重に行う必要があります．

3）矛盾を拡大する

　これは，来談者が大切にしていること（価値）を明らかにしたのち，現在の行動がそれと矛盾していることを明確化していく戦略です．

　医師⑳で「子どもが大事」とわかったので，それと現在の行動（飲酒の継続）を並列して示しています．このとき，逆接の接続詞は避け，「その一方で」というような2つを並べて提示します．続く男性㉒で，来談者は「そうですね」と同意した後，沈黙しています．面談者はきっとそこで，来談者から「今の飲み方は子どもには悪いかもしれませんね…」というような言葉が出てくるのを待っていたと思われます．

　しばらく待った後でそうした言葉が出ないようであれば，面談者から「そのことについて，どう思われますか？」と質問するとか，沈黙中に来談者の心のなかにあったかもしれない「今の飲み方は子どもには悪い気もする」という言葉を聞き返す（「言外の聞き返し」といいます）ことも可能であったと思われます．しかし，ここでは面談者は来談者のペースに合わせ，先に急ぐことはせず，視点の変更およびランニングヘッドスタートの戦略に進んでいます．

4）現状維持の利点を尋ねる（ランニングヘッドスタート）

　MIでは基本的にはチェンジトークを強める方向に面談を進めます．しかし，維持トークが強い場合や長く続く場合（特に依存症に典型的です）には，まずは現状維持のメリットから尋ねるということをしばしば行います．この事例では医師㉓〜男性㉖です．現状維持のメリットを尋ねた後は，現状維持のデメリットや変化のメリットを尋ねていくという流れが典型的で，ランニングヘッドスタートと呼ばれています．事例4はその流れとなっています．今回の事例では，すぐには現状維持のデメリットについて触れずに「奥さんが心配している理由」（医師㉗）へとつないでいます．

5）仮定法での可能性の模索

　来談者にとって，行動の変化があまりにも困難で現実的に思えない場合には，プレッシャーを和らげ，思考に柔軟性を与えるために，仮定の話をして，さまざま可能性を模索します．「もし魔法の杖があって何でも願い事が叶うとしたら，何を願いますか？」というようなミラクル・クエスチョンなどがその代表的です．ここでも，医師㊳〜医師㊵にかけて，仮定の話として来談者の想像を促しています．

6）共有できる目標の模索

　面談者側が目指している最終的な目標と，それに対する来談者の準備状態に大きなギャップがある場合，お互いに共有できる途中の目標を立てることが必要です．協働の精神ですね．ここでは，お酒を減らすこともやめることも現時点では来談者には受け入れがたいと予想されることから，まずは定期通院を目標として共有できるか話を進めています．その際の決め手となったのは，「収入がなくなるのは困る．子どもへの影響は避けたい．妻がうるさく言わなくなるかも」といった，来談者から出てきた動機であり，価値です．

4　MIスピリット「受容（自律性の支援）」とMIスピリット「協働」

　最後に基本に立ち返って確認しておきましょう．この事例では，まず何より，来談者のお酒に対する見方や行動について，批判せずに丸ごと受容しています．生活に問題がないかどうか，奥さんが気にしすぎなのかどうか，を詳しく査定することもしていません．また，お酒を減らすかどうか，通院するかどうかも本人が決めることという立場で来談者の自律性を尊重し，対等のパートナーとして協働するというスタイルをとっています．一言でいえば，MIスピリットにのっとった面談を行っています．維持トークが多い面談ではこのことが特に大切となります．

おそらく，この面談の医師はかなり自分自身の内側から湧き出てくる「相手を正したい」という欲求を辛抱強く抑えて面談をしたのだと思います．その結果，この来談者の継続受診につながったといえます．

第9節　抵抗への対応

事例8　医師と検査をしぶる患者さんとの面談

　次の事例では，生活習慣の変化というよりも，「検査を受けたくない」という人をどう動機づけるかというテーマでみてみましょう．おそらく，皆さんのなかでも，このまま放置してはまずい，と思う患者さんや来談者がいらっしゃることでしょう．この説明を読んで「えっ！　MIは来談者との協働作業だし，本人がやりたくないことを無理矢理やらせる面談ではないのでは？」と思うでしょう．ここで，再度，MIのスピリットです．このなかには「思いやり」という要素があります．来談者の福利向上を目指して面談をすることが含まれています．この事例では，おそらく，面談者である医師は，このままこの患者さんが検査を受けない選択をすると病状が悪くなることがわかっています．そして，医師，つまり専門職としての職務を果たすことも必要です．しかし，来談者は検査自体に必要性を感じていません．このように医師の重要度と患者さんおよび来談者の重要度がいつも一致するとは限りません．この事例もまさしくそうです．来談者の心情を正確に聞き返し，相手の気持ちを引き出しながら，面談を進めています．具体的にみてみましょう．

面談ファイル

クローン病の男性に定期検査を勧める

目標行動	年に一度の内視鏡検査を受けること
場面設定	病院　内科受診
面談者	医師
対象者	35歳　男性　会社員 クローン病（炎症性腸疾患）で年に一度の定期的な内視鏡検査が必須の患者． 現在は調子がよいため，検査を受けたがらない．仕事が忙しいというわりにレジャーなどは頻繁に楽しんでいる様子．

患　者❶　「そろそろ特定疾患受給者証の更新期日になります」と先生は言われますが，今はすごく調子がよくて，ちょっと仕事も忙しいので，検査を受けるのはなかなか無理なんです．

医　師❶　仕事が忙しいから検査できない（R 単純な聞き返し）．

患　者❷　はい．それに最近，職場でリストラもあって，もし検査を受けることで1～2日休むと，ちょっと大変なことになってしまいます．

医　師❷　なるほど．そうすると，検査を受けると，場合によっては失業するかもしれないと（R 複雑な聞き返し：増幅した聞き返し）．

患　者❸　そうかもしれないですね．それもあって，今年もちょっと受けたくないのですが，どうにかなりませんか．

医師❸ どうにかならないかと．ここでわたしが「それでは 1 年延期しましょう」と言うと (R 複雑な聞き返し：パラグラフを続ける)．

患者❹ 去年も検査を受けていないので，お腹の中がどうなっているかがよくわからないから不安はあるんです．

医師❹ 実は去年も受けていない (R 単純な聞き返し)．

患者❺ 去年も受けていません．おととしは，胃潰瘍もあってすごく体調が悪かったので検査を受けて，点滴も受けました．いまは本当にすごく調子がいいんです．自分としてはもう大丈夫な気がするのですが，どうなんでしょうか？

医師❺ 自分としては大丈夫な気もするが，不安もあると (R 複雑な聞き返し：両面をもった聞き返し)．

患者❻ はい．

医師❻ 何が不安なのですか？ (O 開かれた質問：詳述を求める)

患者❼ この病気は治らないと聞いているのですが，点滴をしていると，すごく治っている感じがするんです．

医師❼ もう自分の感覚は確かだという感じ (R 複雑な聞き返し（感情）)．

患者❽ はい．かなり無理して仕事をしても，前みたいにお腹は痛くないですし……．

医師❽ 症状もないし，間違いなくよくなっていると (R 複雑な聞き返し：パラグラフを続ける)．

患者❾ 自分ではそう思っています．

医師❾ 「もう間違いなくよくなっているな」という感じなのですね．検査を受けるより確かだと (R 複雑な聞き返し：増幅した聞き返し)．

患者❿ そうですね…．ただ，ちょっと仕事のことがあるので… (埋め込まれたチェンジトーク)．

医師❿ そうですか．お話しをまとめると，「検査を受けなくてもいいくらいに調子がいい」というのがあって，1 日でも休むと会社をクビになるかもしれないと (S 要約)．

患者⓫ そうですね．いま人事のこととかもいろいろ…．

医師⓫ その一方で，去年も検査を受けていないし，本当は悪くなっているかもしれないと (R 複雑な聞き返し：パラグラフを続ける)．

患者⓬ もしかすると，という不安もありますね．

医師⓬ そうすると，1 日休むどころではなくなるということですよね？ (閉じた質問)

患者⓭ そうですね．できれば検査を受けなくてもいいかどうかで悩んでいます．

医師⓭ そうですか，そこで悩んでいるのですね (R 単純な聞き返し)．そうすると，医学的にみたらどうかということも知りたいですよね (EPE による情報提供)．

患者⓮ そうですね．

医師⓮ 医学的にみると，もちろん C さんに当てはまるとは限りませんが，症状と腸の中身はすごくずれることが非常によくあることがわかっていて，はっきり言うと，症状は当てにならない病気なんですね (患者 14 を受けての情報提供)．

患者⓯ なるほど．そうすると，やはり検査を受けたほうが…．

医師⓯ そうだね．1 日だからね．

患者⓰ わかりました．

医師⓰ よかったです．そういってもらえてわたしもホッとしました．

この事例では，基本的には，患者さんの医学的な知識不足が問題となっています．患者さんは「クローン病は自覚症状と病状がずれることが多く，調子がよくても検査を受けなければ対応が遅れてしまう危険がある」ということをよく理解していないのです．しかし，その知識を伝えればうまくいくかというと，そうとは限らないので注意が必要です．

 この面談から考えてみよう！

解説

1 情報提供のタイミング

　この事例の場合，医療者側には患者さんに選択させたい選択肢（検査を受ける）がはじめからあります．それを医療者側から押しつけるのではなく，患者さんの最終的な考えとして上手に選択させることに成功しています．押しつけて検査を受けてもらっても，患者さんにとっては嫌な気持ちが残り，もしかすると次回以降は検査を受けてくれなくなるかもしれないということを避けたいわけです．そこで決め手となっているのが，患者さんの不安な点を聞き出しながら，タイミングのよいところで「自覚症状とお腹の中の状態は違うのですよ」という医学的知識を与え，患者さんの納得を導いているところです．

　もちろん医療者であれば，自覚症状と検査結果にずれがあるかもしれないということはわかっているので，はじめから情報提供することは簡単です．しかし，どれだけ医学的に正しい情報を伝えても，必ずしも患者さんに納得してもらえるとは限らず反発を招くことすらあります．この場合では，「確かにそうかもしれないが，仕事をクビになったらどうしてくれるんだ」というような議論がおこるかもしれません．つまり，医学的に正しい情報だとしても，与えるタイミングが重要なのです．患者さんが「医療者に話を聞いてもらえた」と思い，医療者の話を聞く用意ができてから情報を伝えないと受け入れてもらいにくいのです．

　この事例でも維持トークが続く場合の対応方法がいくつか用いられています．

2 相手の側につく

　この事例では，「検査を受けるために会社を休むとクビになるかもしれない」という患者さんに対して，「でも，1日休んだだけでクビになるわけではないでしょう？」と議論することは避けて，患者さん側の立場に立って「1日でも休むと会社をクビになるかもしれないと」と聞き返しています．このように「でも」とか「だけど」という維持トークが繰り返されるときに，来談者の立場を受け入れてみることが「相手の側につく」ということです．当然ここでは「そんなことはないよ」という患者さんの返事を期待しているわけです．

　同様に「調子がいいから検査は不要，検査をしなくても大丈夫」という患者さんに対して，それが正しいかどうかについては言及せずに，患者さんの主張に立った聞き返しをしています．

　　医　師❼　もう自分の感覚は確かだという感じですね．

医　師❽　症状もないし間違いなくよくなっていると思われるのですね.
医　師❾　「もう間違いないな」という感じなのですね．検査を受けるよりは確かだということですね．

ここでも当然，「検査を受けるよりは確か」と聞き返せば，「いや，それは自覚症状よりは検査結果のほうですよね」と答えるのではないかと期待しています．しかし，来談者の返答は，そこまではっきりしたものではありませんでした．

患　者❿　そうですね…．ただ，ちょっと仕事のことがあるので….

かなり微妙な返答です．ですから，この事例はある意味見かけよりも，相当に対応が難しい事例だったといえるでしょう．しかしこの面談を気をつけてみると，これはこれでうまくいっているのです．それはなぜでしょうか．

3　埋め込まれたチェンジトークの強化

　埋め込まれたチェンジトークとは，一見すると維持トークのみにみえる発言であっても，言外にチェンジトークの要素がある場合です．患者❿の「そうですね…．ただ，ちょっと仕事のことがあるので…」の真ん中の接続詞が「それに」ではなく，「ただ」という接続詞であることに注意してください．わかりにくいでしょうか．では，この発言には省略された部分がたくさんあるので，想像して補ってみましょう．例えばこのようなものかもしれません．
　「そうですね．確かによくなっていると思うのですが，不安もあるので検査を受けたい気もするのです．ただ，ちょっと仕事のことがあるので，つまり失業するかもしれないので検査は受けられません」
　つまり，「不安もあるので検査を受けたい気もする」と言外に語っているわけです．この埋め込まれたチェンジトークの内容をそのまま聞き返したり，その理由について詳述を求める質問をしたりすることを「埋め込まれたチェンジトークの強化」といいます．この事例では，すぐには埋め込まれたチェンジトークを強化することをせずに，あえてワンクッションおいて，両価性の両面（検査を受けたい気持ちと受けたくない気持ち）を含む簡単な要約のなかで聞き返しによって強化しています．

医　師⓾　そうですか….まとめると，「検査を受けなくてもいいくらいに調子がいい」というのがあって，1日でも休むと会社をクビになるかもしれないということですね.
医　師⓫　その一方で，去年も検査を受けていないし，本当は悪くなっているかもしれないということですね．

それに対して患者さんから不安が表出されます．

患　者⓬　もしかすると，という不安もあるんですよね．

これに対してパラグラフを続け，さらに不安を明確化し，情報提供につながる布石となる「本人が最も避けたいこと＝仕事を長期間休むこと」を内包した聞き返しをしています．

医　師⓬　そうすると，1日休むどころではなくなるということですよね．
患　者⓭　そうですね．できれば検査を受けなくてもいいかで悩んでいます．
医　師⓭　そうですか．そこで悩んでいるのですね．そうすると，医学的にみたらどうかということも知りたいですよね．

4　面談における目標はだれが決めるか

　最終的にこの患者さんは，1日休んだとしてもクビになることはないだろうということでしたので，行動目標は「検査を受ける」で問題ありませんでした．しかし，本当に1日休んだだけでクビになるかもしれないというケースだとしたら，どうしたらよいでしょうか．

　実際に1日休んだだけでクビになるかもしれないという人はいるでしょう．そのような場面に出くわすと，わたしたち医療者は「この人の検査に，解雇される危険を冒す価値があるだろうか？」と考えるかもしれません．もちろん，検査をしなければクローン病の再発を見逃すリスクがあります．同時に「クビになるかもしれない」というリスクもあるわけです．一方，検査をしなくても，クローン病は再発しないかもしれません．「検査を受けるか受けないか」をだれが判断するのかということです．

　一般的に，医療者は「自分たちが考えなければ」「専門家が判断しなければ」と考えがちです．しかし，「病気のことが大事なのか，仕事のほうが大事なのか」というような究極の選択は，患者さん本人でなければ決定できません．例えば，決定要因として，「資格をもっているのでまた仕事に戻れるかもしれない」「今の仕事は辞めようと思っている」「すごく大事な仕事だけど，クローン病の再発だけは嫌だ」「妻が働いているので仕事を辞めても大丈夫かもしれない」「子どもがいるので仕事は絶対に大事だ」など，医療者にはつかみとることが困難な患者さんの思いや事情があるかもしれません．

　したがって，この例に限らず，本当に1日でも休むことができないのであれば，わたしたち医療者は「どうしますか？」と相手に自分自身の行動について決めてもらうしかないでしょう．

　それは単に検査を勧めないということとは違います．当然，医療者も専門家として真摯に検査を受けることのメリット，デメリットについて説明しなくてはいけません．その先は患者さんに決めてもらうしかありません．

5　もうひとつのMI（中立を保つMI）とMIスピリット「思いやり」

　少し補足をしておきます．実は，MIには2種類あります．ひとつは，面談の方向性がはっきりしているMIです．通常はこちらです．方向性がはっきりしているケースというのは，例えば薬物依存症であれば薬をやめることとなります．それに対して，子どもができない夫婦が養子をもらうかどうかなどは面談者には方向性が決められない，来談者が自分で決めるほかにはないテーマです．この2種類のMIのあいだにグレーゾーンが広がっています．例えば，離婚するかどうかは通常方向性が決まらない，当人たちに任せて面談者は中立を保つべきテーマと考えられます．しかし，小さな子どもがいる場合や，あるいは夫婦間での虐待が問題となっている場合などそれぞれの状況によって判断は難しくなってきます．

　一般的にクローン病の検査は当然受けたほうがいいに決まっています．しかし，本当に1日でクビになるかもしれないという状況になっているとして，しかも，今はすごく状態がいいわけです．それに，仮に検査を定期的に繰り返しやったとしても，悪化を防げない人もいます．そうなってくると，面談の方向性についての判断も微妙になってきます．状況によっては通常と違う判断もあり得るでしょう．したがって，このあたりの見極めも含め，面談者と来談者の協働作業が重要となります．そこではMIス

ピリットのなかでも来談者の福利を優先するという「思いやり」が大切となるのです．

第10節　困難な事例からMIでの対処をみる

この項目の最後に，非現実的な要求をする患者さん家族への対応事例をみてみましょう．

事例9　看護師と入院患者さんの家族との面談

この事例では，入院している自分の母親を外出させたいという息子さんとそれに対応した看護師との会話になります．

面談ファイル

入院中の患者の外出許可を求める家族への対応

場面設定	病院の玄関
面談者	看護師長
対象者	50歳代　男性　会社員
面談内容	母が入院患者（80歳代；寝たきりで意識なく痰の吸引が頻回）突然患者の外出を希望．真夏の炎天下，病院から徒歩で30分程度の市民の森公園に連れて行きたいと言う．主治医が不在のために病棟看護師長が面談

看　護　師　Dさん，お母さんの外出ですが，外はすごく暑いですし，今からというのはちょっと…．元気になれば車いすで，徐々に練習しながらっていうことで…．

患者の息子（以下息子）❶　（機関銃のようにまくし立てながら）病気をしているとね，いい空気を吸う必要があるわけで，そこには木陰がありますよね．それで，新鮮な空気を吸わせてあげたいと思って．そんなね，ずーっとここにいて，なーんか…せめて…．

看護師長（以下師長）❶　Dさん，ちょっといいですか．今わたし，上の病棟で新しい入院の方が入るんで，今日は11時35分くらいまではお時間ありますので，あと10分少々くらいお話できます．

息　子❷　病気な人ほどね，新鮮な空気を吸う必要があるわけで．健康な人は深呼吸ですむよね．問題は呼吸法なんだよね．新鮮なきれいな空気を，病気の人ほど吸う必要があるということなんですよね．

師　長❷　ええ．きれいな空気を吸う必要はありますよ**（MI一致：質問への情報提供）**．

息　子❸　ありますよ．それと同じように，そんな大げさなものじゃなくて，せめてそこの市民の森公園とかさ，遠くまでいかなくても，そこだってけっこう木なんかも生えてるしね，遠くまで行く必要ないと…．

師　長❸　そうすると，今のご希望としては，外出をしたいということですね…**（R複雑な聞き返し）**．

息　子❹　うん．なんでかっていうと新鮮な空気を吸わせてあげたいっていう…ときどき病院の中でも換気をしておられるんですけど，足りないと思う．さっきも言ったように，治療している病人ほど新鮮な空気を吸う必要があるわけだから…那須高原とか，そんな

遠くへ行きたいと言ってるわけじゃなくて，近くでできることだから，1回新鮮な自然の空気を吸わせてあげたいなと思ってるわけ．

師　長❹　特に緑が多いところへ連れて行きたいということですね（R 複雑な聞き返し）．
息　子❺　うん，そう！
師　長❺　少し酸素が多そうなところ…（R 複雑な聞き返し）．
息　子❻　もちろん散歩程度ですよ．
師　長❻　それは主治医の先生の許可があればできるのではないかと思います（MI 一致：情報提供）．
息　子❼　うーん，だけどねー，長時間にわたって外に出るってことは，たとえば痰を….
師　長❼　そうすると痰の吸引が心配のない程度のところに行くということ…（R 複雑な聞き返し）．
息　子❽　そういうことだね．
師　長❽　その辺のところでいちばん危なくないような，なおかつ，那須高原とかそこまで遠くじゃなくて…近くで，適当な距離を設定して，少し院外に連れ出したいと…（R 複雑な聞き返し）．
息　子❾　たまにはね….
師　長❾　「たまには」というお気持ちだと…（R 単純な聞き返し）．
息　子❿　だから，そうね．今年は9月になっても残暑が厳しいようだと言ってるわけですね，天気予報で．かんかん照りのところへ行ったら，健康な人だってまいっちゃうから．ましてや病人は熱中症にかかる人が大勢いるようだから．今年の暑さは異常ですから．だからその気温そのものもどれだけ下がったらいいかっていう，そういうことなんです．
師　長❿　涼しくなってから…（R 単純な聞き返し）．
息　子⓫　そういうこと．ある程度気温が下がってから，外に連れ出したいの．さっき言った那須高原とかだと時間はかかるし，だからほんの手前の緑のたくさんあるところでいいと思うね．
師　長⓫　なるほど．無理はしないということ．そうすると…（R 複雑な聞き返し）．
息　子⓬　この病院に来たときにね，実際，病院の周りの空気ってどれほどいいのかなと思って，散歩をして確かめたんだよね．でもね，空気はよくないですね．でね，次の駅ね．
師　長⓬　□□駅ですか？（閉じた質問）
息　子⓭　ああ，□□駅だ．あそこまで病院から歩いたこともあるんですよ．その途中の住宅街も空気は悪いですね．だから市民の森公園あたりが適当じゃないかと思うんですよ．
師　長⓭　なるほど，そこまで行くのに，時間としてはだいたい…（閉じた質問）．
息　子⓮　それはね，車で行くとかして短縮したいね．
師　長⓮　そうですね．そうすると，市民の森公園まで行くのに，まあ10分くらいですかね，片道．で，降りて一回りして10分，また帰ってきてまた10分だから，合計30分くらいの行程を見積もればいい…（MI 一致：情報提供）．
息　子⓯　看護師さんの計算だと30分ですか．うーん，急に30分というのはちょっと大変かもしれないから，徐々に時間を延ばしていくとかかなぁ．

師　長⑮　ええ，最初はちょっと短いところからやって…（R 複雑な聞き返し）．
息　子⑯　そうそう，急には無理だから，例えば車いすで病院の庭の散歩とか日光浴とか．
師　長⑯　車いすで庭の散歩とかですね．なるほど，そろそろ時間なので，話をまとめさせていただくと…（R 複雑な聞き返し）．
息　子⑰　はい．
師　長⑰　そうすると，もう少し涼しくなってから，痰の吸引の間隔がどれくらいかっていうことをまず基準に考えて，どのくらいの遠くまでいけるかということを決めていくと．例えば，車で市民の森公園に行くというようなことを考えてはいるけれど，まずはちょっと車いすで散歩とか，日光浴とかそういうことを涼しいときに向かって考えていくと…（S 要約）．
息　子⑱　冬の寒さがくる前にね．
師　長⑱　そうですね．冬が来る手前にね，はい．じゃあ，そんな感じでやっていきましょうか．また何かありましたら…．

解説

1　聞き返しと明確化

　この事例では，来談者は，はじめに「なぜ外出が必要か」についてひたすら話しています．それに対して，面談者は，来談者に飲み込まれることもなく，議論に陥ることもなく，傾聴を基調としながら面談の流れをコントロールしています．具体的には師長❸，師長❹の聞き返しで，話題の焦点化を行っています．

　もう少し細かくみると，微妙な言葉のニュアンスまで心配りがされているように思われます．例えば「緑が多いところへ」という複雑な聞き返しです．この「緑が多い」という言葉の選択には心地よいイメージに加えて，来談者の希望が，患者さんの家族としてごく自然な願いであるという肯定するニュアンスが感じられます．その後は，外出に関する具体的な内容について，来談者が語る内容を明確化しつつ，特に医学的に懸念される内容について丁寧に聞きながら，来談者自身に自分の提案をさりげなく検証させ，危険を回避するような現実的な計画になるように導いています．

　このように，聞き返しを中心とした MI を用いることで，非現実的な要求をしている人に対して感情を落ち着かせるとともに，自らの発言について客観視することを助け，問題解決へと導きやすくなります．

2　時間枠の設定

　もうひとつのポイントは，面談の初めに時間枠の設定を行っている点です．これにより，要点にすぐに入りやすくするとともに（時間制限があるので来談者は一番話したいことから訴える），話をまとめる部分でもスムーズに要約ができています．

3 ◉ コミットメント言語を引き出し計画へ

　ここからは,「変化への計画を発展させる」「宣言を強化する」という段階について事例をみながら整理していきましょう.事例6～9にかけては,チェンジトークと抵抗の識別とその対処についてみてきました.これは,面談の4つのプロセスでいうと,第3段階の「引き出す」に相当します.学習の8段階では,③,④,⑤に相当する部分でしたね（図2-2）.さて,ここでは,面談の4つのプロセスの第4段階の「計画する」,学習段階では⑥,⑦に相当する内容について事例からみていきましょう.

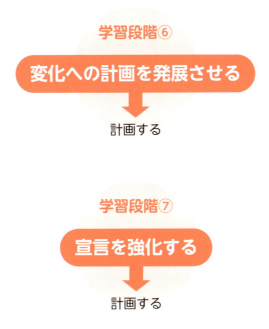

第11節　行動変容に対する重要性と自信を高める

事例10　産業医と男性職員との面談

　事例10では,来談者である男性職員の行動変容に対する重要性と自信の変化について注目していただければと思います.この男性は,メンタルヘルスの不調にて,1年ほど休職したのち,復職してきた人です.復職して2週間経過したものの,今ひとつ顔色が冴えないのを気にした上司が産業医に相談します.そこで,産業医と面談をすることになりました.産業医は,まずは,男性職員の体調や仕事の状況などを把握しながら,彼がどのようなことに悩んでいるのかをゆっくり時間をかけて明確化していきます.すると,どうも職場の人にわからないことを聞くことができないという状況が生じていて,それが彼にとって心理的な負担になっていることが明らかになります.産業医は,「人に尋ねたいけど,尋ねずにいたい」という男性の両価性を丁寧に聞いています.
　人が行動を変えられる条件として,その行動変容への自信,そしてその行動変容の重要性が高まること,この2つが鍵となります.コラム2でも触れていますが,自分自身のライフスタイルを変える,行動変容へ向かう準備ができている,という人は少数派です.つまり,多くの人は変わることの準備ができていません.この準備状態を左右するのが,その行動への重要性の認識と自信になります.具体的に

タバコを例にとると,「タバコをやめることが,いかに自分の将来や健康にとって重要であるか」,そして「タバコをやめられそう」とどれくらい思うことができるか,ということになります.これは,セルフ・エフィカシー[*3]ともいわれています.人は,その行動を選択することの重要性が高まっても「できそうだな」と思わないと重要性を下げて,その行動をひとまず棚上げにします.禁煙が大事だし,重要だと思ってもできそうだと思わない限り,現状維持に留まる理由を探してそのままの状態で居続けるようにします.ですから,面談のなかでは,行動変容の重要性を上げつつ,自信も上げていくことがその後の計画段階へ移行するうえでカギとなります.

事例10では,来談者である男性の自信度を徐々に高めていくように,産業医は工夫しています.実際にどのように会話を進めているのかみていきましょう.

面談ファイル

復職した30歳代男性への面談

面談場面	健康管理室
面談者	産業医
対象者	31歳 男性 会社員 メンタル不調で休職していたが,職場へ復帰し2週間が経過

医　師❶　こんにちは.お帰りになる前に,来てくださってありがとうございます.最近の調子はいかがですか？（A 是認＋O 開かれた質問）

職　員❶　職場に行っても非常に疎外感を感じるし,何も仕事ができないです.

医　師❷　疎外感を感じて仕事ができていない（R 単純な聞き返し）.

職　員❷　はい.なかなか仕事が進まなくて,そのせいか,自分から話しかけることもできないし,今日なんて,結局,何もしないで終わりました.

医　師❸　仕事が進まないということは,机にもいることができないと（R 複雑な聞き返し―状況の明確化）.

職　員❸　机の前にはいるにはいますけど,仕事を進めることができなくて,それが嫌になって休憩室のソファに横になって,またオフィスに戻っての繰り返しです.

医　師❹　机にいることはできるけど,仕事にはならないと（R 単純な聞き返し）.そうですか….例えば,今はどういう仕事をしているのですか？（O 開かれた質問）

職　員❹　ええっと,今は機械の取り扱い説明書をつくるように言われています.これって,期限のない簡単な仕事なんです.それに,昔のバージョンがあるので,それを直していけばいいんですが,昔のデータがハードディスクから消えていて,紙としてファイルされているだけなんですよ.だから,そのファイルを見ながら,パソコンに打ち込んで,新しく作り直しているんですよ.ただ,なかなかやる気になれなくて.

医　師❺　やる気になれないというのは,机に座っていてもそれに向かう気持ちになれない（R

[*3] セルフ・エフィカシー

　　自己効力感とも呼ばれています.自分がしようとしている行動に対して,その行動ができそうだと思うこと,そしてその行動を選択することで得られる結果に対する期待の2つがあって,初めて人は行動を起こすことができるという理論です.この理論はアルバート・バンデューラが提唱した概念で,自己効力感を高める方法としては,成功体験,代理体験（モデリング）,励まし,生理的状態の4つがあります.

単純な聞き返し）．

職　員❺　そうですね，特に午前中はダメですね．昼から少し手をつけたりはできるのですが…．

医　師❻　午前中はなかなかできなくて，お昼から少しずつできるようにはなっている（R 単純な聞き返し）．

職　員❻　そうですね，そして，夕方の帰るころになって，やっと乗ってくるって感じです．

医　師❼　（うなづく）ところで，お仕事はこれまでしばらく休んでいて，最近，復帰されたんですね．復帰されて今どれくらいですか？（閉じた質問）

職　員❼　そうですね．ちょうど 2 週間でしょうか．ただ，ほとんど仕事らしいことができないままでいますね…．だから，復帰と言ってよいのかどうか…．

医　師❽　ご自分では仕事らしい仕事はできてないと思われている一方で，会社には 2 週間，来ることはできている（R 複雑な聞き返し：両面をもった聞き返し＋ A 是認）．

職　員❽　そうですね，2 週間は来ることができましたね．

医　師❾　朝も遅刻することなく来ているのですね？（閉じた質問）

職　員❾　はい，遅刻することなく来ていますね．

医　師❿　夕方も 5 時まで，職場に居ることはできている…（R 複雑な聞き返し）．

職　員❿　う〜ん，そうですね．でも，結局，何にもしていないですね．

医　師⓫　午前中はやる気がなくて，午後は徐々に仕事に手をつけようと努力をされている（R 複雑な聞き返し＋ A 是認）．

職　員⓫　そうですね．

医　師⓬　例えば，お昼からどういうことができているのですか？（喚起 引き出す：O 開かれた質問）

職　員⓬　そうですね〜．上司に言われた取り扱い説明書をつくるくらいですかね．

医　師⓭　取り扱い説明書をパソコンに打ち込んだり（R 複雑な聞き返し：パラグラフを続ける）．

職　員⓭　そうです，そうです．ただ，こうして自分ひとりでやるところはできるんですけど，人に確認しなければいけないところがあって，人に聞くのが悪い気がして，そこがまったくできていません．だからなんか億劫になってしまって．

医　師⓮　ひとりでやる作業と人に聞く作業があって，ひとりでやる作業は少しずつできていて，さらに可能であれば，人に聞いて確認する作業につながっていけばいいなと（R 複雑な聞き返し：パラグラフを続ける（感情））．

職　員⓮　そうなんですよ．本当にその通りなんです．人に確認しなければならないところがあるんですが，なかなか人に話しかけることができないんですよ．

医　師⓯　そうですか（うなづく）．同じ机を並べている人に確認する作業が…（R 単純な聞き返し）．それは，どんな理由があってですか？（喚起 引き出す：O 開かれた質問）

職　員⓯　そうですね〜…．例えば，確認することで変に思われたりするんじゃないかと…．

医　師⓰　変っていうのは，例えば，間違ったことを聞いているとか（R 複雑な聞き返し：状況の明確化）．

職　員⓰　そうですね，間違っていると思われるんじゃないかとか．

医　師⓱　間違って変なことを聞いてしまうのが心配（R 複雑な聞き返し（感情））．他に，人に聞くときにはどのような気持ちになっていますか？（喚起 引き出す：O 開かれた質問）

職　員⓱　「忙しいときに，どうしてこんなことを聞くのか」と思われているんじゃないかと．

医　師⑱	何か，その部署は人に聞けないくらい忙しそう（R 複雑な聞き返し）．
職　員⑱	う〜ん，そうじゃないのかもしれないけど…．
医　師⑲	ちょっとだけこれまでのお話を整理させてくださいね．こうして，職場に復帰して，2週間経った今，午前中は少しやる気が落ちている，午後から徐々に気分も上がって，ひとりでやる仕事は少しずつできている．次は，人に確認することが少しずつできていくといいのかなと思っていらっしゃる（S 要約）．
職　員⑲	そうですね．それができたら今，指示されている仕事ができますね．
医　師⑳	それが（他人に聞くこと）できると，今の仕事が自分なりに完成できそうかなと（R 複雑な聞き返し）．
職　員⑳	そうですね．ただね，なかなか人に聞けないことがね．昔は人と話せたんですけど，今は，なかなかこちらから話しかけることができなくて…．
医　師㉑	それは，相手のことを忙しいかなと思ってちょっと遠慮しちゃったり，こんなこと聞くのは変かなと思われるのがちょっと心配だったり…（R 複雑な聞き返し（感情））．
職　員㉑	そうですね．
医　師㉒	今，仕事のことを人に尋ねることについて，できそうだというのが10点で，絶対できないを0点だとすると，どのくらいの点数ですか？（閉じた質問─自信度を尋ねる）
職　員㉒	う〜ん，そうですね．1くらいですかね．
医　師㉓	0と答えなかったのはどうしてですか？（尺度を用いて自信を尋ねた後の追加質問：O 開かれた質問─詳述を求める）
職　員㉓	ええ〜っと．「おはよう」という朝のあいさつができているので．でも，やっぱり難しいですねえ．
医　師㉔	あいさつができているのは，何か特別な努力をされている？（閉じた質問）．
職　員㉔	いえ，あいさつは，なんとなくできているけど，それ以外はずっと誰ともしゃべらないんですよ．
医　師㉕	「おはよう」というあいさつは，特別に無理してやっているわけではなくて…（R 複雑な聞き返し：パラグラフを続ける）．
職　員㉕	そうそう，習慣みたいなものですよね．周りのみんなもしているからですね．
医　師㉖	（うなづく）仕事のことを人に尋ねる自信が1だったのですけど，それが1.5や2くらいに自信があがるためには，どんなことがあればよいですかね？（喚起 引き出す：O 開かれた質問）
職　員㉖	そうですね…周りの人が，少しでもよいから僕のしているこの仕事（機械の取り扱い説明書を作成）に対して理解してくれたらいいかも．機械の取り扱い説明書の作り直しの仕事は，上司が今の自分にできる仕事として，回しているもので，みんな，そんな仕事どうでもいいと思っているのかもしれない．みんなの仕事の優先順位としてはものすごく低いんじゃないかと思うんですよね．でも，よくよく考えたらこの仕事って大事かもしれないんですよ．だから，それをすることをみんなが理解してくれたらいいかもしれない．
医　師㉗	みんなが理解してくれたら，少し，自信がもてるかもしれないと（R 複雑な聞き返し）．
職　員㉗	そうですね．この仕事も重要で少しは役に立つということを理解してくれたら，仕事が進むかもしれませんね．

医　　師㉘	先ほど，「よくよく考えたらこの仕事って大事かもしれない」とおっしゃっていましたね．今やっている仕事は，例えば，どういうところが重要なんだと思いますか？ (喚起 引き出す：O 開かれた質問)
職　　員㉘	はい．この作業って，今までみんなが忙しくてできなかったとだけど，誰かがやらなければいけない仕事だった，だからこそ多少は重要って思います．
医　　師㉙	誰かがこの機械の取り扱い説明書をつくることで，お客様や会社の役に立つ．そういうところが大事だなと思っている．そして，そのことを周りの人も理解してくれるといいかなと (R 複雑な聞き返し（感情，価値))．
職　　員㉙	はい，そうですね．
医　　師㉚	例えば，例えばですよ．全員じゃなくても，朝のあいさつができる人に，あなたの仕事を理解してもらうことについてはどう思いますか？ (選択権を保証した提案)
職　　員㉚	そうですね…う〜ん，理解してもらってもいいかもしれないですね．
医　　師㉛	理解してもらってもいいかも，と思われるのですね (R 単純な聞き返し)．
職　　員㉛	今，先生と話していて，この仕事は必要だから，ということを付け足して話す，ということに初めて気がつきました．普段あいさつを交わしている人くらいには，ひと言，「これは大切な仕事なんですよ」と話すことはできるかもしれません．
医　　師㉜	付け足すこと… (R 単純な聞き返し)．その普段，朝のあいさつをする人のひとりに伝えることに関して，自信はどうですか？ (自信を尋ねる質問：閉じた質問)
職　　員㉜	ちょっと怖い感じもしますが，やってみてもいいかもしれない．
医　　師㉝	怖い，少し不安，一方で，あいさつができる人が職場にいて，仕事についての相談をすることは，可能性としてはゼロではない (R 複雑な聞き返し)．
職　　員㉝	そうですね．ゼロではないですね．
医　　師㉞	もし，普段あいさつをするなかのおひとりに，仕事の重要性を説明したとしたら，その人はどのように反応されるでしょうかね？ (喚起 引き出す：O 開かれた質問)
職　　員㉞	きっと「そうなんだ」と答えてくれそうで，いやには思われないかもしれません．
医　　師㉟	好意的に受け止めてくれそう… (R 複雑な聞き返し)
職　　員㉟	はい．たぶん，この仕事はどうしても誰かがやらなければならない，ということをちょっとでもわかってもらえたら，嫌な顔はされないような気がします．
医　　師㊱	そうすると，その人に伝えるという自信はゼロではない，そして，Lさん自身もこの仕事の大切さ，そして，この仕事がお客様や同僚の人の役に立つことを，少しは感じている (R 複雑な聞き返し（感情，価値))．
職　　員㊱	そういうことになるかもしれないですね．
医　　師㊲	今までの話をまとめますと，今，復帰してから2週間，朝は遅刻もせずに夕方5時まで仕事をされている．午前中は少しやる気が出なくて，午後から少しずつ仕事ができるようになっている．今は，ファイルを見ながら，機械の取り扱い説明書をつくっていて，ひとりでやるところはできている．この仕事の大事さを少しでも，仕事仲間に伝えることができれば，仕事の確認作業もできるかもしれない．そうすると，さらに仕事がはかどっていく (S 要約)．聞いていていかがですか？ (閉じた質問)
職　　員㊲	そうですね．そんな感じです．今の自分の状況ってそうですね．今まで，自分の仕事について，相手が悪く思っている，と勝手に思っていました．自分のやっている仕事

の重要性を周りの人にちょっとでも，伝えることができれば，また違うかもしれない．

医　師㊳　（うなづく）仕事に熱心に取り組まれていて，この仕事の大事さをわかっているＬさんですからね（A 是認）．わたしも，うまくいくといいなと思っています．応援していますね．

職　員㊳　はい．ありがとうございます．先生，また，お話を聞いてくださいますか？

医　師㊴　はい．いつでもお待ちしています．

職　員㊴　はい．ありがとうございます．

この面談から考えてみよう！

　この面談では，最後に産業医が男性職員に「さて，今日の話を聞いて，何からしてみましょうか？」とか「まずは，頭に浮かんでいる人は誰でしょう？　誰に話してみましょうか？」という計画段階へいざなう質問をしていませんね．ですから，何となく尻切れとんぼのような印象を受けるかもしれません．おそらく，この産業医はこの類いの質問をしたかったのを抑えたのかもしれません．なぜなら，産業医は，この面談のなかで，この男性職員が，職員㉛や職員㊲にみられるように，産業医と話すことで，自分の思い込みに気がつき，自分自身で自分の作業についてやりがいを感じるようになったのをみています．そこで，産業医は，後の行動については，男性職員の自主性に任せたのだと思います．きっと，この後もこの男性職員は定期的に産業医のもとを訪れて自分のことを話していくでしょう．このように継続的にかかわり続けていく，そして，相手のペースに合わせて面談を進めていくのも MI らしい特徴だと思います．

解　説

1 重要性と自信を高める

　行動変容を支援するときに，その変化について来談者が感じている重要性と，変化を起こす自信の程度の２つに分けて考えることが有効です．例えば，「やろうと思えばすぐできるが，禁煙なんてどうでもよい」（重要性は低いが自信は高い）という人と，「禁煙の必要性は痛感しているが，全然できる気がしない」（重要性は高いが自信が低い）という人では必要なアプローチが違うわけです．前者の場合は，現状維持の問題点や変化のメリットについて話し合いながら本人にとっての禁煙の重要性を引き出す必要がありますし，後者の場合は，具体的な方法を検討したり，過去の成功体験などを引き出したりしてできるかもしれないという自信を上げる必要があります．この事例では，職員⑭で「どうしても確認しなければいけないことがあって」と話しているように，来談者は，現在できていない「他の人への確認作業」という行動の重要性をしっかり認識していることがうかがえます．それに対して，「どうしてもできない」と自信がきわめて低いことが問題なわけです．

　自信を引き出す方法には，現在できていること，および過去の成功体験から強みを探り，是認するというのが基本となります．この事例でも，前半ではついつい「できていないこと」に焦点が当たる来談者に対して，面談者は，「午後になるとできてくる」「遅刻もせずに来ている」「２週間続いている」な

ど「できていること」を確認しています．

こうした基本的なスタンスに加えて，この事例では尺度化の質問をタイミングよく使って自信を上げる支援をしています．尺度化の質問は，自信だけでなく重要性にも使える応用範囲の広い方法なので，ぜひマスターしておきたいスキルです（尺度化の質問は閉じた質問の仲間です）．

2 抽象語の明確化

この事例のもうひとつの特徴は，「やる気になれない」とか「仕事ができない」といった言語的には明快でも，その言葉が指し示す内容があいまいな言葉，つまり抽象語の明確化に努めている点です．ここでは，「仕事というのは機械の取り扱い説明書の作成で，朝，職場に出てきて，机に座っているが午前中はなかなか手につかない．昼から少しずつやれるようになる」「ひとりでできる部分はよいのだが，他人に確認する必要がある部分はまったくできていない」というような具体的な様子が明らかとなっていきます．それに対して焦点が絞り込まれ，対策が浮かび上がってくるわけです．

抽象語として，よく問題となるのは，「ストレス」「コミュニケーション」といった言葉です．わたしたちはよく，「ストレスがあるから○○してしまう」，「コミュニケーションがうまくいかないから○○できない」という言い方をします．そうした際に，なんとなくわかったつもりにならないで，「そのストレスというのは具体的にはどういうことですか？」とか，「コミュニケーションがうまくいかないとは，例えばどのようなときですか？」というように内容を明確化していくことが大切です．こうすることで，状況や行動がはっきりし，対策が浮かび上がりやすくなります．

第12節 変化のための動機を引き出し，計画段階へ移行し，自己宣言を促す

事例11 スクールカウンセラーと高校教師との面談

皆さんのなかには，どのタイミングで行動目標に関して具体的に計画段階の話をしてもよいのだろうかと思う人も多いと思います．次の事例では，現状維持にとどまる維持トークが徐々に減り，チェンジトークが増えてきたのち，計画段階をどのように進め，来談者の自己宣言を強化するのかという点に注目して読んでいただければと思います．

ここまでの事例で，MI は面談全体を通して「かかわり」を重視することがわかっていただけたと思います．来談者の迷っている（両価性）状態に丁寧に対応し，迷っている心情，状況，そこに関連している価値観や感情を正確に把握します（大事なのは MI スピリットです．そして，ここで活躍しているのは聞き返しのスキルです）．そして，目標行動について合意（フォーカス）したうえで，今度はその行動を変えることの意味や価値，行動変容のメリットについて本人から引き出していきます（引き出す）．維持トークに紛れたチェンジトークを識別し，引き出し，さらに強化する．これが面談のプロセスの第3段階に相当します．つまり，面談の初期段階においては，来談者から発せられるチェンジトークは少なく，維持トークが多い状態です．そして，面談が進んでいくなかで，維持トークが徐々に減り，チェンジトークが多く聞かれるようになります．そして理想的には「やってみます」という「宣言（コミットメント言語）」が現れます．これが，計画段階へ移行するサインです．

ただし，気をつけなければいけないのは，面談初期のコミットメント言語，つまり，面談が始まって

すぐに「今日からお酒をやめます」「タバコ，すぐにやめます」という来談者からの発言です．準備段階のチェンジトークが引き出される前のこのような実行言語（コミットメント）は実行性に乏しいといわれています．

それでは，この事例11をみながら，どのようにこの高校教師の発言が変わっていくのかみていきましょう．

面談ファイル

パチンコをやめたいと思っている30歳代男性との面談

目標行動	パチンコをやめる
場面設定	学校のカウンセリングルーム
面談者	スクールカウンセラー
対象者	34歳　男性　独身　高校教師　サッカー部の顧問

カウンセラー❶　こんにちは，M先生．なんか元気ないですね．何か悩みごとでも？（O 開かれた質問）

来談者❶　はい．パチンコなんですよ．最近，パチンコがやめられなくてちょっと…（埋め込まれたチェンジトーク）．

カウンセラー❷　やめようと思っているんだけど，つい行ってしまって，そして後悔をしている（R 複雑な聞き返し（感情））．そんな感じでしょうか？（閉じた質問）

来談者❷　そうですねー．最近，その後悔すら忘れているときもあって．なんかもう，仕方ないかなぁって感じです（維持トーク）．諦めかけている部分があります．

カウンセラー❸　最近ではもう諦めてしまって，このまま行ってもいいかなみたいな（面談のスタイル：追従的スタイル，R 複雑な聞き返し）

来談者❸　はい．以前は，やめようやめようと思う部分もあったんですけれども，でも，やっぱり行ってしまって，結局，勝っても負けても，行ったことに対してすごく後悔をしていたことがあったんです．今は，その後悔すらなくなってきていて．うん，なんというか，その点に置いて，自分自身に対して諦めているというか（維持トーク：理由）．

カウンセラー❹　じゃぁ，今は仕事をしているんだけれども，パチンコなしでは生きていけない．これは諦めるしかないと（R 複雑な聞き返し—明確化　少し強めに聞き返している）．

来談者❹　いや，そこまでは来ていないですね．仕事があれば仕事のほうを優先するので．パチンコなしでは生きていけないってことはないです（チェンジトーク：能力）．ただ，時間が空いたときなど，「行けるな」と思うときに行ってしまいますね．

カウンセラー❺　時間が空いたときが問題．そして，今のままずるずるとパチンコをやり続けるのは，よくないことだってことはわかっている（R 複雑な聞き返し（感情））．

来談者❺　はい．そうですね．何のためにパチンコへ行っているのかがよくわからないんですよね．お金を稼ぎに行っているのか何なのか．結局，パチンコで稼いだお金も結局パチンコで使っているってことになっています．だから，パチンコに行く意味がないというのもわかっているんですけども，どうしても依存的になっていて．だからなのかな，それで行っている部分もあるのかなあって思います（維持トーク：理由）．

カウンセラー❻　パチンコに依存的だから行ってしまうと（R 単純な聞き返し）．

来談者❻　そうですねー．（沈黙）

カウンセラー❼　そして，後悔してしまう (R 複雑な聞き返し：パラグラフを続ける).

来談者❼　はい，そうなんです．終わって時計を見ると，時々夜中になっていることもあって．ああ〜，もうこんな時間になっている．こんなに時間が過ぎている．もったいなかったなぁ．結局，時間とお金も無駄にしてしまった，という後悔だけが残ります (チェンジトーク：理由：現状維持の不利益).

カウンセラー❽　なるほど．今は，時間を大事にしたいという思いが強い (R 複雑な聞き返し（価値）).

来談者❽　そうですね．仕事をするようになって，学生の頃とは違って，休みも不規則になっていて，僕の場合は，クラブ活動の顧問もしているので，ほとんど休みらしい休みってないんですよ．だから，休日ってとても貴重なんですよね．それなのにその貴重で限られた休みの日なのに，時間とお金を無駄に使ってしまった…という後悔が残ります．この貴重な休みを，パチンコに費やすって，どうなのかなぁと思います (チェンジトーク：理由：現状維持の不利益).

カウンセラー❾　それでは，先生としては，そろそろ休み時間や休日の使い方を考えていきたいっていうことなのですね (S 要約しながら行動目標の焦点化).

来談者❾　そうですね．ただ，以前と比べると衝動的にパチンコに行く頻度はかなり減ってはきているんですよ (チェンジトーク：能力).変化はしてきているんですよね．でも，どうしても行ってしまうときもありますね (維持トーク).

カウンセラー❿　そうですか．だんだん衝動的にパチンコに行く頻度が減っているのですね (R 単純な聞き返し).

来談者❿　はい．そうなんです．何もすることがなくて時間が空いてしまうと行ってしまうので．だから，何か別のことに置き換えれば，行かなくなるのかなあという思いはあります (チェンジトーク：能力).以前，ひと月だったかふた月だったか，よく覚えていないのですが，パチンコに行かなくてもよかった時期をつくることができたんですよね．しばらく，うまくいくこともあるんですよ．夕方までうまく時間を使えると，その日は行かなくても済むんですよ (チェンジトーク：能力：過去の成功体験).ただね，気がついたらまた行くようになっていて．暇だな，なにもすることないし，行くか！となってしまう (維持トーク).

カウンセラー⓫　そうなんですね．うまくいくときもあるのですね (R 単純な聞き返し).

来談者⓫　はい．あのときはうまくいきましたね．

カウンセラー⓬　それでは，もし先生が，土日や休日，パチンコ以外で少しでも時間を使えるようになったとしたら，どんなふうに時間を使っていきたいなと思いますか？ (O 開かれた質問：喚起　引き出す：仮定法での質問)

来談者⓬　そうですねー．これといってないんですけど．

カウンセラー⓭　これといってない….それでは，例えばですが．今の生活や今の自分に何か欠けているものがあるとしたらそれは… (O 開かれた質問：喚起的な質問　視点を変える)

来談者⓭　欠けているもの…ですか．自分，教員として何かが足りないなぁとは思っています．

カウンセラー⓮　何かが (R 単純な聞き返し—先を促す).

来談者⑭　はい．おそらく対人面だと思うんです．できれば，誰か友人と買い物したり，食事に行ったり，コンサートに行ったり，山に行ったり，そんなことができればいいなぁと思っています（チェンジトーク：願望）．そうじゃないと，このままいくと，パチンコに行かないために，一日中自宅にこもって，誰とも付き合わず，孤独のまま時間だけが過ぎるってむなしいですよね（チェンジトーク：必要）．

カウンセラー⑮　このまま孤独で過ごすのは虚しい，対人面が足りないと（R 単純な聞き返し）．では，対人面を充実させるため，何かできそうなこと，あるいは何か利用できそうなことがあるとしたら？（O 開かれた質問：チェンジトークを引き出す質問）

来談者⑮　そうですね．自分はサッカー部の顧問なので，はい，生徒たちにサッカーを教えているんですよ．自分もサッカー好きだし，だから，土日に地元クラブのサッカーチームの応援なんかにも行ってみたいですよね．そうすると，子どもに教えるときにも役立ちそうですね．それから，そうだ！　自分もトレーニング再開しようかな～…と思いました．生徒たちに「先生，お休みのとき何やっているの？」と聞かれると，今は適当にごまかしているんですよね．それも嫌だし（苦笑）（チェンジトーク：理由）．

カウンセラー⑯　生徒たちに休日の過ごし方を聞かれたとき，自信をもって答えられる，そんな休日の過ごし方もしたいのですね（S 要約）．

来談者⑯　はい．だって，考えてみてくださいよ．土日や休日，そしてサッカーの練習が終わった後にパチンコしかしていないコーチって生徒はどう思いますかね？　自分が生徒だったら嫌ですね．なんか，すさんでいそうで（苦笑）（チェンジトーク：必要）．

カウンセラー⑰　なるほど．そうなんですね．自分の余暇の使い方が充実すれば，生徒にとって模範となるようなよいコーチにもなれる…みたいな（R 複雑な聞き返し（価値））．

来談者⑰　そうですね．やっぱり指導者ってその人の生き様が指導の仕方に出ると思うんですよ．だから，自分自身をしっかり見つめて生活をより充実させていくと，もっと今よりもよいコーチになれると思いますね（チェンジトーク：必要：将来の利益）．

カウンセラー⑱　（うなづく）M先生，少し教えていただきたいのですが，先生がおっしゃるよいコーチ，よき指導者っていうのは，なんかこう，心身ともに充実していて，学校での仕事だけでなく，クラブ活動，そして余暇の時間も含めて生活全般がバランスよくて，生徒にとっても憧れの存在…っという感じでしょうか？（閉じた質問—ビジョンの明確化）

来談者⑱　そうですね．やっぱり，自分が尊敬する先生って仕事以外の趣味ももっていて，それもパチンコのような病的なものではなくて，登山だったり，釣りだったり，写真だったり，なんか健康的な趣味をもっていた方が多かったんですよ．学生のころ，自宅に招かれて伺ったとき，先生が自分が釣った魚の魚拓なんかを飾っているのを見て，「すごいなぁ！」と思ったことがあります．そして，やっぱり自分の時間が充実している人っていいですよね．自分の考えもぶれないし，とても理性的だし，何があっても大丈夫みたいな．そんな安定感もあって…．自分もそうなりたいなぁと思っていたのを今，思い出しました（チェンジトーク：願望）．

カウンセラー⑲　ということは，先生ご自身は，今の自分の状態をみると，ちょっと指導者としてふがいない部分もある…．もっと，指導者として生徒たちによい影響を与えられるような，そんなコーチまたは指導者でいたい．そのためにも，自分の余暇の過ごし

　　　　　　方を，後悔した時間の使い方ではなく，充実したものにしたいということなのですね（S 要約）．

来談者⑲　その通りです．ふがいないなんてもんじゃないですね．ほんとに…何とかしないと（チェンジトーク：願望）．

カウンセラー⑳　かなり強い意志を感じますね…（A 是認）．

来談者⑳　はい．自分を見ている生徒たちの顔が浮かんでいます．生徒たちが自分に一目置いてくれる理由って，自分が 20 歳代のころ一時期でも J リーグに関連する仕事をしていたからなんですよね．でも，過去の栄光だけでなくコーチとしても尊敬されたいですね（チェンジトーク：願望）．

カウンセラー㉑　生徒たちに尊敬される指導者を目指しているのですね（R 複雑な聞き返し（価値））．

来談者㉑　そうですね．なりたいですね．できれば，生徒たちが大人になっても「会いたい」「この先生に相談したい」「頼りになる」みたいな（チェンジトーク：願望）．そう思ってもらえるような，そんな指導者になりたいですね．

カウンセラー㉒　なるほど．先生自身，自分の将来像を具体的にイメージしているのですね（A 是認）．ここまでの話をまとめますね．先生ご自身は，休日の過ごし方について，パチンコ以外で時間の使い方を考えていらっしゃる．パチンコ以外に何か別の活動をすることで，自分の休日の過ごし方をより充実したものにしたい．そうすることが，生徒たちに尊敬される指導者への道につながるということに気づかれたのですね．先生ご自身が尊敬する先生方も登山や釣りなど，自然のなかで過ごす健康的な趣味を堪能されていた．だから，先生ご自身もできれば，地元のサッカーチームの応援をするとか，自分のカラダを鍛え直すための運動を再開するなどの時間の使い方をしていきたい．そうすることで，生徒へのうしろめたさ，みたいなものも少しずつ解消され，今よりもさらに自信をもった指導ができる…（総まとめの S 要約）．

来談者㉒　本当にそうですね．こうして，話しながらつくづく，パチンコやっているのがばからしくなってきました．

カウンセラー㉓　それでは，先生，今後，どうされたいですか？（カギとなる O 開かれた質問―「計画する」プロセスへの移行）

来談者㉓　そうですね．早速，週末はサッカーの練習が終わったら，自分のトレーニングを再開しようかと思います．以前から，ジムにも通いたかったので，今日，この後，入会してきます（チェンジトーク：宣言（コミットメント言語））．

カウンセラー㉔　さっそく，行動開始ですね（A 是認）．

来談者㉔　はい．枠を決めると動けるので，まずはお金を払って，ジムに通うという枠をつくってきます．

カウンセラー㉕　そうですか．こちらに相談に来たときよりも表情がすっきりされたようですね（A 是認）．また，お話を聞かせていただけますか？（閉じた質問）

来談者㉕　はい．ぜひ，途中経過をご報告したいと思います．

カウンセラー㉖　ありがとうございます．お待ちしています．

来談者㉖　はい．また．

この面談から考えてみよう！

　MIの事例にもかなり慣れてきたのではと思います．今回は，この事例で読者の皆さんからみて，うまくいっているなあと感じたところ，あるいは個人的に気に入ったところ，などを探してみてください．また，この事例の特徴はどのあたりにあるでしょうか．もちろん何が正解というわけではありませんので自由に考えていただければ結構です．自分だったら，こんな感じで聞き返すかも，この開かれた質問をこんな感じにするかも？　など自由に考えてみてください．

　例えば，面談のプロセスからみると，「かかわる」段階の丁寧さ，フォーカスする段階では協働作業を機能させて「土日を含めて休日の過ごし方を充実させる」という目標を決めたところ，「引き出す」段階での将来ビジョンの引き出し方の見事さ，「計画する」段階での勢いと緻密さなど，いろいろな側面があると思います．ただし，そもそも面談自体はらせん階段を上るように進行しているので，プロセスはきれいに分けることができないのでは，という論点もあります．

　また，それぞれの段階で面談を推し進めているのがOARSを基本とする面談のスキルになります．カウンセラー❼から❾にかけて「かかわる」プロセスから面談の目標行動にフォーカスをしていく，微妙なシフトなどとても自然ですね．

　さらに，このカウンセラーが工夫している点があります．それは，どこの部分だと思いますか？　あるひとつの開かれた喚起的な質問によって，この面談が大きく進んでいるところがあります．「休日の過ごし方を充実させたい」とは言ったものの，来談者が「休日にすることがこれといってない」と回答している部分があります．そのとき，カウンセラーは少し考えてから視点を少し変える質問をしています．「今の生活や自分にとって何か欠けているものがあるとすれば，それはなんでしょうか？」という質問ですね．この面談ではこの開かれた喚起的な質問がカギとなって，来談者は自分自身の姿を振り返ることになります．しかし，この面談のようには面談が動かない可能性も十分に想像されます．

　ミラー博士は，WSのなかで「相手からチェンジトークが聞かれたら，それはあなたの質問や聞き返しがよかったということ．面談の善し悪しはすべて目の前の来談者の反応次第」と話しています．このカウンセラーは，来談者から「対人面の課題」を引き出し，さらに休日を充実させることと対人面の課題について関連づけながら，来談者の内的動機を引き出すことに成功しています．最終的に「休日を充実させることは指導者としての人間形成つながる」「生徒から尊敬される人間になりたい」という来談者の価値を明確化することで，「ジムに入会してトレーニングをする」という「計画する」段階へ一気に進むことになりました．

解説

1 総まとめの要約とカギとなる質問

　MIの面談プロセスは，「かかわる」→「フォーカスする」→「引き出す」→「計画する」の4段階です．

　この4つは計画という観点からみると，2つに分けることができます．「引き出す」までの段階では，維持トーク中心だった面談にチェンジトークが増えてきます．しかし，そこでのチェンジトークの種類は準備段階のチェンジトーク（願望・能力・必要・理由）の4つです．いきなり，宣言（コミットメン

ト言語）のチェンジトークが出てくることはめったにありません．そこに大きな越えなければならない丘があるのです．これはMIの丘と呼ばれています．さて，「計画」の段階は，この丘を乗り越えるところから始まります．必ずそうしなければいけないというわけではありませんが，よくあるパターンとしては，「引き出す」までの段階が進み，チェンジトークが増えてきたら，頃合いをみて，それまでの総まとめの要約をするのです．

そして，そのあとで，カギとなる質問をします．カギとなる質問とは一言でいえば，「それで，あなたはどうします？」ということです．つまり，この質問は，来談者から「やります」という言葉，つまりコミットメント言語のチェンジトークを引き出そうとするものです．

この事例ではカウンセラー㉒で総まとめの要約，カウンセラー㉓でカギとなる質問がされていますね．

第13節 「計画する」段階における目標の優先順位を決める

事例12　健康運動指導士と会社経営者（利用者）との面談

「計画する」の段階は，専門性が要求され活かされやすいプロセスですが，あくまで協働的に面談を進めていくことが大切です．この面談では，健康運動指導士が面談者となって，来談者の生活習慣病の改善プログラムを作成するところです．会話から，来談者はすでに行動変容にとても意欲的で，具体的な行動計画を立てる段階にきているのがわかります．つまり，今すぐにでも行動を変えて自分の健康にもっと自信をもちたいという状態です．ですから，変化のステージモデルでいうと「準備期」に相当しています（6頁：コラム2）．

来談者はダイエットを強く希望しています．血圧が高く，コレステロール値も高い来談者は，今，減量をしないと服薬する薬が増えそうであることを理解しています．そして，これ以上の服薬を避けたいと強く願っています．そして，来談者は運動にとても期待しています．知人や友人の成功体験，自分自身の過去の経験から運動をすると健康や自分のダイエットに効果があることを理解しているからです．しかし，相談を受けている健康運動指導士は運動負荷試験の結果や医師のコメントから，この来談者にはあまり強度の強い運動が勧められないということがわかっています．できれば，運動中の血管への負担を減らし，安全に運動を継続してもらいたいので，禁煙を勧めたいと思っています．禁煙することでHDLコレステロールの値が改善するし，安静時の血圧が低下することをこれまでの多くの症例を通して経験しているからです．

2人の目標は生活習慣病の改善ということで同じですね．ただ，改善のために思い描いている方法は異なっています．2人の協働作業はどのような方向に向かうのでしょうか．

面談ファイル	
ダイエットを強く希望している会社経営者との面談	
目標行動	生活習慣病改善のための減量（可能であれば禁煙も考えてもらう）
場面設定	施設利用時の運動プログラムの作成　カウンターにて 健康づくりセンターの健診事後指導
面談者	健康運動指導士
対象者	54歳　男性　会社経営者 喫煙歴　1日20本　35年　禁煙経験3回あり 脂質異常症と高血圧の治療のため服薬治療中

健康運動指導士❶　こんにちは．今日はWさんの健診結果を参考に運動プログラムを作成する日ですね．ここに健康診断の結果と体力測定の結果があります．保健師と医師からのコメントもあります．Wさん，タバコを吸われるのですね？（閉じた質問）．

来談者❶　はい．どこにいっても禁煙って言われますね（うんざりした様子）．

健康運動指導士❷　そうですか．タバコの話はうんざりという感じなのですね（R複雑な聞き返し（感情））．

来談者❷　そうですね．これまでに3回くらい禁煙をしたことがあるので，やろうと思えばいつでもできるんですよ．ただ，体重が増えるのが嫌で．

健康運動指導士❸　そうでしたか．体重が増えてしまうのでタバコをやめるのは不安なのですね（R複雑な聞き返し（感情））．

来談者❸　はい…それに自分，コレステロールも血圧も高いじゃないですか．それで，昨年から薬を飲んでいるんですけど，これも本当は嫌なんですよね．この前の健康診断の結果だとさらに薬が増えそうな気がして….できれば適度な運動をしながら，体重を減らして血圧を下げたいんですよね（チェンジトーク：願望）．

健康運動指導士❹　かなり，Wさん，ご自身の健康について何とかしたい，という気持ちが強いようですが…（R複雑な聞き返し：パラグラフを続ける）．

来談者❹　ええ．そろそろどうにかしないと，そう思っていますよ．わたし，小さいですが会社をやっていまして，そこの社長なんですよ．自分が倒れるわけにはいかないんですよ．社員もいますしね．それにそろそろ娘が大学生になるし．まずは，自分が健康でいないと．これまでもあれこれ無理してきて，このままいくと自分のカラダが悲鳴をあげるんじゃないかと．

健康運動指導士❺　なるほど，そろそろ無理がきかない時期に来ているような気がするのですね．それに自分が健康でいることが，会社や家族への安心感にもつながると（R複雑な聞き返し（価値））．

来談者❺　はい．そうですね．その通りです．それに，母親が薬の副作用で苦しんでいるのを間近で見ているので薬をこれ以上飲みたくないんですよ．運動を定期的にするようになると，血圧が下がるってテレビでもやっていたし．それに，わたしの友人たちもダイエットに成功して今はすごく調子よさそうにしているんですよね．

健康運動指導士❻　なるほど．テレビやお友だちの様子を見て，Wさんも運動を継続することで体重を減らすこと，血圧をコントロールすることを期待されている…（R複雑な聞き返し：パラグラフを続ける）．

来談者❻　そうなんですよ．これまでも運動って自分なりにはやってきたんですけど，自己流でやっていたこともあって，あまり効果的にやれていない気がして．だから，この際，ちゃんとメニューをつくってやろうと思って，だからこうして来たんです（チェンジトーク：宣言（コミットメント言語））．

健康運動指導士❼　そうだったのですね．Wさんのご希望は，しっかり結果が出せる運動プログラム，具体的には減量プログラムをつくってほしいということですね（S 要約）．運動プログラムをつくるその前に，今，手元に健康診断時の運動負荷試験の結果があるので，お伝えしてもよいでしょうか？（許可を得て情報提供：控えめながら，禁煙の重要性を運動と関連づけて説明しようという気持ちを秘めつつ提案している）

来談者❼　はい．

健康運動指導士❽　健診の際に，自転車を漕いだ試験をしたのを覚えていらっしゃいますか？

来談者❽　はい．覚えています．最後のほうはペダルが重くて漕ぐのが大変でした．

健康運動指導士❾　はい，確かに大変そうでしたね．あの検査で，運動時の血圧や心拍数の動きをみています．3 分ごとにペダルが重くなりましたよね．この第 3 段階のとき，自転車の負荷が一番重いときの上の血圧をご覧ください．220 mmHg を超えています．それから，下の血圧も 140 mmHg を超えています．つまり，運動中も血圧が高くなる傾向がありますので，あまり強い強度の運動は，最初はしないほうがよいかもしれませんね．

来談者❾　そうですか．自分ではあまり感じていなかったのですが．血圧が上がっていたのですね．そうですか．それでは，具体的にはどのような運動ができないのでしょうか？

健康運動指導士❿　できない運動というのは特別ないのですが，強度の強い運動をする際には気をつける必要があるということです．例えば，マシーンを使っての筋力運動をする際には息を止めないとか，最初は物足りないかもしれませんが，重い負荷よりも軽めの負荷で回数を多く行うとか，運動前にタバコを吸わない，などでしょうか．

来談者❿　運動前のタバコってダメなんですか？

健康運動指導士⓫　そうですね．タバコって一酸化炭素とニコチンとタールという有害物質を含むのですが，このなかで一酸化炭素が運動中の体内の酸素不足をもたらすのです．その結果，運動中の心拍数を上げて，ニコチンが血管を締めつけるので血圧を上げるのですよ．結果的に，余計な負担を心臓にかけることになるんですよ．ですから，血圧をコントロールしていきたいのであれば，できれば，運動前後はタバコを控えていただき，最終的にはどこかのタイミングで，タバコをやめることについても考えてみては，とは思います（質問に応える形で情報提供と提案）．

来談者⓫　そうですか．運動するにしてもタバコってよくないのですね．でも，禁煙もして減量もして，という両方は無理なんですよ．

健康運動指導士⓬　わかりました．禁煙と減量ではなく，まずは減量をされたいということですね？（健康に至る道順（禁煙を含めるか否か）よりも，とにかく前進することを優先した）

来談者⓬　はい．まずは体重を減らしてこの中性脂肪の 550 mg/dl というのを下げたいですね．それにコレステロールも 280 mg/dl はちょっと，というか高いですよね．

健康運動指導士⓭　Wさんは，ご自身の健診結果をしっかり把握されているのですね（A 是認）．そうですね．低いほうではありませんね．ただ，Wさんがおっしゃるように減量をす

ることでこれらの値が改善するとは思います．それに体重が減ると循環血液量も減るので，血管への負担も減りますから血圧が下がる可能性も高いです（質問に応える形でさりげなく減量効果について情報提供）．

来談者⑬　そうですか．よかったです．減量の効果があるとわかると，かなりやる気になりますね．よろしくお願いします．

健康運動指導士⑭　はい．わかりました．ところで，Wさんはどれくらい体重を減らしたいのでしょうか？（減量目標の確認）

来談者⑭　そうですね．最終的には今の78 kgから70 kgへ減らしたいのですが，今，10月でしょ．12月までに75 kgまで減らせるといいかなと．無理をするとリバウンドするからね．

健康運動指導士⑮　わたしも3カ月で3 kgの減量というのは理想的なペースだと思います．過去の経験を生かそうとされていますね（A 是認）．

来談者⑮　はい．そうです．今回は確実にいきたいですからね．

健康運動指導士⑯　わかりました．それでは，わたしのほうでは脂肪燃焼を考慮したプログラムをつくりますね．準備運動をしてカラダが温まったらすぐに筋力トレーニングを6種類程度いれるようにします．負荷量を低めに回数を15回から20回程度で行うと，これも脂肪燃焼効率が高くなります．その後に，有酸素運動をしてさらに脂肪を燃やすような感じにしたいと思いますが，いかがでしょうか？　あくまでも脂肪燃焼をターゲットに運動をしましょう．もし，お時間あれば，この後，動作確認も含めて一緒に動いてみませんか？

来談者⑯　ええ！　ぜひ，お願いします．

 この面談から考えてみよう！

解説

1 行動目標の優先順位

　この面談の例にあるように，健康運動指導士が勧めたい健康行動は「禁煙」と「運動」であっても，来談者はまずは「減量」と「運動」と望む場合があります．健康運動指導士としては，運動を安全に行うためには，どうしても禁煙を勧めたい気持ちが強かったにもかかわらず，継続的な支援でかかわりながら，少しずつ健康管理全般における「禁煙」の優先度を上げていくことを念頭に置いて面談を進めていることがわかります．

　この健康運動指導士が意識した MI スピリットは，受容の要素である「正確な共感」と「自律性の支援」ですね．運動負荷試験の結果をみると，特に拡張期血圧が高くなっている状態から，血管への負荷をとても心配しています．運動中は，交感神経の働きが優位になりますので，血圧も心拍数も上がっていきます．それに加えて喫煙しています．この条件が揃うと，どうしても禁煙を強く勧めたくなります．しかし，目の前の来談者は運動する意欲が高く，今すぐにでもトレーニングを始めたいという意気

込みできている状態です．ここで，面談者が選択したのは，来談者の意欲を大事にしつつ，専門家として安全性の高いプログラムを提供することだったと思います．来談者の希望に沿う形で減量プログラムを作成していますが，専門家として安全に運動を継続するために「運動前後でタバコを吸わないこと」という情報提供はしていますね．

この事例のその後について，お話しをうかがうことができたのですが，結果的に，この来談者は，減量がうまくいくことで，他のライフスタイルも徐々に変えていくことに成功しています．運動に加えて，節酒，外食内容や量の管理が良好で，12月までに体重が5 kg減少したそうです．体脂肪率も27%から20%まで低下したので，血液検査データも総コレステロール値は240 mg/dlと若干高いものの，中性脂肪値，肝機能などは正常範囲内まで改善しました．安静時の血圧も低下し，主治医からの指示で服薬の種類も減らすことができたそうです．そして，本人からの希望で，元日より禁煙をスタートすることになり継続中ということです．

この事例にみられるように，特定健診・特定保健指導などの生活習慣病の予防と改善を目的とした面談においては，健康行動はひとつとは限りません．ただ，面談時間は無制限ではありません．わたしたち専門職が来談者に考えてほしいと思う行動目標と，来談者が考えている行動目標は，合致しないことが多く，それが当たり前だと思うくらいのほうがよいかもしれません．しかし，この事例にみられるように，「より健康的な状態を手に入れる」という道筋のなかで，複数の課題があるというのが現実です．そして，そのときひとつでもよいのでその障壁を取り除くと，よい循環へ移行することがあります．この事例はそれを物語っているといえます．

第14節　EPE（情報提供）を用いながら面談を進める

次の事例では面談のスキルのひとつであるEPE（情報提供）に注目しながら読んでいきましょう．これまでの事例にも出てきていますが，ここでは，事例を通して丁寧にみていきましょう．わたしたち専門職は自分の専門領域の知識や経験がとても豊富です．ですから，来談者本人が病識に乏しく，「このままで大丈夫だろうか？」と思うと，ついつい親切心から有益だと思われる情報を提供したくなります．しかし，ここで再度確認していただきたいのが，どんなに本人にとって有益で大事な情報であっても相手の許可を得てから提供しないと，来談者からの「抵抗」を引き起こしてしまうということです．わたしたちは，自分にとってどのようなメリットがあり，得られるものは何なのか？　など，自分のこととして考える機会を与えられないと，先に進むことが難しいのです．そして，考える時間を与えられず，先をせかされると嫌になります．しかし，ヘルスケアの現場では専門職としてどうしても伝えなければならない情報が多々あります．このようなとき，相手からの抵抗を最小限にとどめ相手に自分の行動を変えるメリットや必要性に気づいてもらうためには，どのように面談を進めるとよいでしょうか？

事例13　保健師と職員との面談

面談者である保健師は，職場巡回の際，なんとなく元気がないYさんを見かけます．保健管理室に戻ってファイルを見ると，単身赴任でこの現場に来て3カ月が経過することがわかりました．前の現場ではとても明るくて，周りの人と明るく談笑していたYさんを知っているだけに気になります．そこで，保健師は声をかけてみました．保健室に入ってきたYさんは，自分自身のお酒の飲み方に問題があることを薄々気がついていました．でも，お酒を飲むとよく眠れるし，睡眠薬よりも健康によいと

思っています．何よりも単身赴任ということもあって寂しいのです．この面談では，特にEPE（来談者からの考えを引き出し，面談者の情報を提供し，来談者の反応を確認する）というスキルと総まとめの要約→カギとなる質問の２つに注目してみましょう．

面談ファイル

異動後，元気がなく寝酒が気になっている40歳代職員との面談

目標行動	寝酒をやめる
場面設定	職場の健康管理室
面談者	保健師
対象者	42歳　男性　会社員

保健師❶　こんにちは，Yさん．お忙しいところ来ていただきましてありがとうございます．この前も話されていましたが，自分のお酒の飲み方が心配ということですが，どうされたのですか？（O 開かれた質問―問題の明確化）

来談者❶　はい．この前は，話しかけていただいてありがとうございます．そうですね．今日は飲むまいと思うけど，ついつい，周りが家族の話をしていたり，楽しそうにしていると，寂しくなってしまって，つい寂しさを紛らわせるためにお酒を飲んでしまうんです．今，家族と離れて単身赴任中なんですけど，ひとりの時間の過ごし方がなかなかうまくいかなくて…．

保健師❷　単身赴任をされていて，自宅に帰ってから時間を持て余してしまうということですね（R 単純な聞き返し）．

来談者❷　そうです．初めての単身赴任なんですよね．だから，暇だとお酒に手が伸びてしまうんです．お酒は時間を潰すひとつの手段なんですけど，このままいくとどうなってしまうんだろう？　とか思ってしまって．最近，仕事中も眠くてだるくて…あまりよく眠れないからまたお酒を飲んじゃって．

保健師❸　お酒が時間潰しや眠るための手段になってしまっている（R 単純な聞き返し）．

来談者❸　そうなんですよ．たまに，何日間かお酒を飲まないと今度は寝つきが悪いし，夜中に起きてしまうんですよ．すると日中，すっきりしない．そうなると，お酒を飲まなきゃダメかという気持ちも出てきて．なんかおかしな葛藤が起きています．

保健師❹　仕事から帰ってからのひとりの時間を充実して過ごすことが難しくて，家族と離れている寂しさもあってついつい飲んでいるうちに，お酒の量も増えてきた．お酒を飲まないと寝つきが悪い一方で，お酒を飲んでもだるいし，飲まないとまたよく眠れないし，そうかといってこのままお酒を飲み続けるのも不安…（S 要約：最後に現状維持に対する不安をもってきた）

来談者❹　そうですね．朝起きると，すごくカラダがだるくて，力も入らないし，この状態はよくないと思うんですよ．ただ，お酒を飲んでいるとなぜか楽しい気分になるんですよね．だから，ついつい飲んでしまって．飲んでいると寂しい気持ちとかなくなるんですよね（維持トーク：お酒を飲むメリット）．

保健師❺　カラダからのさまざまなメッセージが出てきているので，お酒との付き合い方をそろそろ変えないと，手遅れになるのでは思っていらっしゃるのですね（維持トークはス

来談者❺　そうですね．夜眠れないから，日中もすごく眠くて，上司からも最近，「お前変だぞ」と言われることも増えてきて．周りから言われるということは，かなり表に出てきているということですよね．このままいくと，仕事の効率が落ちていつか大きなミスをしてしまうかもしれないですね（チェンジトーク：理由：将来の不利益）．

保健師❻　睡眠の質が落ちていることで，仕事への影響も少しずつ出てきている．周りからの評価も気になるし，大きなミスのリスクも感じている（R 複雑な聞き返し（感情））．

来談者❻　はい．ただ，自分としては飲みすぎているとは思っていないので．また，周りが心配するほど，仕事のレベルは落ちていないはずなんですけどね．それに，仕事はできるほうなので問題ないと思うんですけどね（維持トーク）．なんでだろう？

保健師❼　周りが思う自分への評価のほうが少しおかしい…自分ではしっかりちゃんと仕事をしているので「まったく問題はない！」という感じ…なのに…（R 複雑な聞き返し：増幅された聞き返し─正したい反射の誘導）

来談者❼　まったく問題がない…と言われると…どうだろう？　最近，細かいミスは出てきているようなので，何ともいえないですね．でも，大したミスではないし．他の連中だってよくやっているし（維持トーク：理由）．

保健師❽　Y さんが時々やってしまうミスは，かわいいもんだから，そんなに目くじらを立てるほどのレベルではない…ただ，このようなミスは，以前は少なかった…（R 複雑な聞き返し─チェンジトークを後ろにもってくる）

来談者❽　そうですね．していませんでしたね〜．

保健師❾　睡眠の質が確保できないおかげで，何となく仕事の正確性が落ちている…そんな感じでしょうか？（閉じた質問）．

来談者❾　そうですね．落ちているかもしれませんね．

保健師❿　ご自身でも気づいていらっしゃる…（A 是認）．

来談者❿　そうですね．ここ最近，特に計算ミスが目立ちますね．目がしょぼしょぼしているので，集中できていないのかもしれません（チェンジトーク：理由：現状維持の不利益）．

保健師⓫　そろそろ，ちょっとまずい気がする…どうにかしたい（R 複雑な聞き返し（感情））．

来談者⓫　う〜ん．

保健師⓬　お酒を飲むことによって睡眠の質が確保されないのが困る…（R 複雑な聞き返し：言外の聞き返し─先を促している）．

来談者⓬　そうですね．飲酒量でしょうか？

保健師⓭　どうでしょうか…Y さん，睡眠とお酒の関係についてどのようなことをご存知でしょうか？（相手からの質問に応える形で EPE の開始．EPE 最初の E：相手が睡眠とお酒について，どのようなことを知っているかを引き出す）

来談者⓭　あまり，よくわからないのですが，ただ，寝酒はよくないというのは誰かから聞いています．ただ，睡眠薬よりはよいと思っています．

保健師⓮　そうですか…睡眠薬を飲むよりはお酒のほうがまだまし…（R 単純な聞き返し）

来談者⓮　はい．身近な友人が眠れなくて睡眠薬を飲んでいるのですが，その友人が「もう，この睡眠薬がないと眠れなくなっている」ということを話していて．それを聞いたときに，これがないと眠れないという状態がすごく怖くなりました．なんか，こう，薬に

依存しているという感じで（来談者⓭と⓮で睡眠とお酒，そして睡眠薬について語られた）．

保健師⓯　そうですか…．わたしから睡眠の質とお酒の関係について少し話してもよいですか？（EPE の P：情報提供―睡眠とお酒の関係についての情報提供．この事例の場合，保健師⓰での P のあと来談者は自発的に情報に対する考えを述べています．そのため EPE の最後の E のための質問は不要になりました）

来談者⓯　はい．

保健師⓰　Y さんがおっしゃるように寝酒は睡眠の質をかなり悪くします．脳がしっかり休まらないのです．特に寝入った後しばらくしてから一番大事なときに，アルコールは睡眠を浅くしてしまいます．だから，朝起きたときに熟睡感が得られなくて一日中ぼんやりしてだるいんです．その点を考えると，アルコールよりは睡眠薬のほうがよいのですが，ただ，Y さんは睡眠薬にも頼りたくないと思っていらっしゃる…．

来談者⓰　はい…実は以前，けがをして入院したことがあったんです．スノーボードで転んで膝の横のじん帯を切ったんですよ．それで，手術をしたんですが，術後すごく痛くて眠れなくて，一度だけ睡眠薬を飲んだことがあるんです．翌日，全然，起きることができなくて．起きた後も，ものすごくだるくて．この経験があるので，薬を飲むと翌朝起きられないという怖さがあります．

保健師⓱　そのような経験があったのですね．

来談者⓱　はい．それに，病院へ行って睡眠薬を処方してもらうというのも何となく嫌ですね．周りの目もあるし…（維持トーク）．

保健師⓲　病院へ行くのも抵抗があるということですね…（R 複雑な聞き返し（感情）―明確化）．

来談者⓲　はい，かなり…．

保健師⓳　すると，お酒にも睡眠薬にも頼らずにぐっすり眠れる方法があれば…ということでしょうかね…（R 複雑な聞き返し―目標の提案）．

来談者⓳　はい．そうですね．何か，そうですね，何かに取り組んだり夢中になれることがあれば…いいかもしれません（埋め込まれたチェンジトーク）．

保健師⓴　没頭できるような何か…ですね（R 単純な聞き返し）．

来談者⓴　そうですね．夢中になってできる何かがあれば…（しばらく考える）カラダを動かすことかな…．

保健師㉑　運動…（R 単純な聞き返し）．

来談者㉑　そうですね．運動ですね．カラダを動かすのが合っているかもしれない．今はまだ路面に雪が残っているから，滑って怖いからあまり歩けないのですが，来週にもなれば，雪も溶けるだろうから，また歩こうかなと思います（チェンジトーク：願望）．

保健師㉒　そうですか．以前も歩いていたのですね（A 是認）．適度な運動をしていくことで何かよいことがありそう…（R 複雑な聞き返し―言外の聞き返し）．

来談者㉒　はい．これまでの経験上，適度に疲れると自然に眠れそうかな．余計なことを考える暇もなく，すぐに眠れそうな気がします（チェンジトーク：能力）．

保健師㉓　そうですか．過去にも適度に運動をされていたことがあって，そのときは，よく休むことができたのですね（R 単純な聞き返し）．

来談者㉓　はい．こっちに転勤してくる前は，よく仕事の後，子どもと一緒に軽く走ったり，歩いたりしていました．やっぱり，カラダを動かすと食事もおいしいし，よく眠れます

ね．しばらくはひとりですが．通勤の帰り道とか歩いてみようかなと思いました (チェンジトーク：願望)．

保健師㉓ 通勤時間を使って歩くというのは，いったん始めると続ける方が多いですね．わたしの知り合いや，他の部署のTさんやUさんなども取り組まれているようですよ (他の人の例示による情報提供)．

来談者㉔ そうですか．他の方もやっているんですね．このままだとダメになりそうなので，できそうなことからやってみようと思います．あと1年で単身赴任が終わりますから，元気に家族のもとへ帰りたいですから (チェンジトーク：必要)．

保健師㉕ お子さんにとって，頼りがいのあるお父さんとしていたいのですね (R複雑な聞き返し（価値))．

来談者㉕ はい．そうですね．どれくらいできるかわからないですが，まず，毎日，お酒を飲むことをやめようと思います (チェンジトーク：宣言（コミットメント言語))．

保健師㉖ そうですか．具体的にはどうなりますか？ (O開かれた質問—計画の明確化を促す質問)

来談者㉖ そうですね．まずは，週1日は飲まないようにしたいと思います．そうなると，週1，2回は会社の帰りに歩こうかなという感じです．確か，○○駅から歩くと30分から40分くらいだったと思うので，ちょうどいいかな．

保健師㉗ そうですか．ご自身で目標を決めましたね (A是認)．それでは，今日，お話したことを整理させていただきますね．Yさんは，こちらに単身赴任してきて，慣れない環境ということとご家族から離れているという寂しさもあって，ついつい帰宅後，自宅でお酒を飲む量が増えてしまっている．最近では，飲酒量が増えていることや，寝るための手段としてお酒を飲んでいるのが気になる．翌朝，すっきり起きることができなくて，日中の仕事にも支障が出始めている．ただ，睡眠薬は服用したくない．家族のためにも元気で健康的でいたい．そのためにも，毎晩お酒を飲むのをやめて，熟睡するために適度な運動を取り入れていきたい．まずは，週1日の休肝日をつくり，職場からの帰り道，30分歩くことからはじめたい (総まとめのS要約)．いかがでしょうか？ (カギとなる質問)

来談者㉗ その通りです．さっそく，やってみます．

保健師㉘ 応援していますね．また，来週，お話を聞かせていただけませんか？

来談者㉘ はい．ぜひ．お話しできてよかったです．気持ちが軽くなりました．ありがとうございました．

 ## この面談をみてみましょう 沈黙は金？

　この面談では，途中，何度か来談者が黙って考え込む時間がありました．面談者にとって，沈黙は嫌なもので，どうしてもその沈黙を埋めるように何か話さなくちゃ！　と焦る気持ちが出てきます．ただ，沈黙はとても大事な時間です．まずは，5秒，次に10秒はその沈黙を守ってみてはいかがでしょうか？　新たな展開が生まれてくる瞬間に出合うことができますよ．

解説

1 他の人の例示による情報提供／アドバイス

　この面談では，「お酒にも睡眠薬にも頼らずにぐっすり眠れる方法があれば」と具体的な方法の検討に入ったところで，来談者は，しばらくの黙考の末，「運動」をと自ら思いつきます．この来談者から引き出されたアイデアをさらに通勤時間を利用して歩くという具合に，計画に落とし込んでいくわけです．しかし，来談者やテーマによっては，来談者自身からはアイデアが出てこないことも考えられます．その場合は，面談者がアイデアのヒントとなりそうなことを問いかけ，それでも出てこない場合には，具体案を提案することになるでしょう．その際ヒントになりそうなことがいくつかあります．そのひとつに「他の人のやっていることとして情報提供の形で示す」というのがあります．
　こんな感じになります．

　　　来談者　　お酒にも睡眠薬にもたよらずにぐっすり眠れる方法があれば…うーん．思いつかないです….
　　　面談者　　そうですね，もしよければ，あなたには当てはまるかどうかわかりませんが，これまでどんなことをした人があるかお話ししましょうか？
　　　来談者　　はい．
　　　面談者　　まず運動をしたという人がいますね．それから，あまり早くから布団に入らずにある程度夜遅くまで起きていてから，本当に必要な睡眠時間を確保するのに必要なタイミングになってから布団に入るというやり方をした人，あとは，お酒関係でいえば，思い切って一週間程度断酒をしてアルコールの睡眠への影響をリセットするという方法をとった人もいましたよ．どれか気になる方法はありますか？

　この方法の利点は，来談者の自律を尊重し，支援するスタンスが保てるという点にあります．「あなたには当てはまるかどうかはわかりませんが」というのは，やるかどうかはあなたの好きにしてもいいのですが，という意味でもあるわけです．あと，面談者から提案する場合は，3つ以上の選択肢を示すのが原則です．それは，1つずつ示すと来談者は「Yes」「No」を言うだけの受け身となりやすいからです．
　また，この「他人の例をあげる」というスタイルをとることで，「それは"よい"アイデアですね」と微妙に上から目線で査定をするようなコメントを避けることができます．
　以前，わたしが学生と面談をしているとき，わたしが「あなたの取り組もうとしていることはどのような点でよいのですか？」と尋ねたら，学生から「よいかどうかは後にならないとわからない」と言われたことがあります．ですから，「それはよいアイデアですね」という来談者のアイデアへの「良い悪い」ということよりも，今回の保健師のように類似例を提示したり，来談者が具体的に取り組もうとしていることを是認したりするほうが，来談者の行動変容を後押しできる可能性があると思います．
　いかがでしたでしょうか．これで第2章は終わりです．学習段階⑧については応用的な内容のため，本書とは別の機会に紹介したいと思います．

第3章 動機づけ面接法の基礎知識の整理

　逆引きしながらの事例はいかがでしたか．第3章では再び「MI学習の8段階」を基本にMIのポイントを整理しています．これまでの内容と重複する部分もありますが，改めて全体像のなかで個々の概念や技術を捉え直してみてください．

1 ◉ MIの精神と面談の基本スキル「OARS」～来談者とかかわる～

第1節　MIの面談スタイルと3つのコミュニケーションスタイル

　MIの面談は以下の3つのコミュニケーションスタイルのなかでもガイド（案内）的スタイルを推奨しています．MIは，カール・ロジャーズの提唱した非指示的な来談者中心療法と目標志向的な要素を併せもつ面談スタイルです．2013年3月に名古屋で開催されたWSのとき，ミラー博士は「ガイドの役割というのは，ただ単にあなたを目的地に運ぶだけではなく，あなたがどのような場所へ行き，何を見たいのか？　そして，そのためにはどうすればよいのか？　を考え，楽しく効率的に旅行地を案内することである．有能なガイドは，あなたの希望を十分に聞く能力に優れているだけでなく，あなたが望む場所へ連れて行くプロである」と述べています．

①指示的スタイル
　専門家として来談者に何をすべきかを教えるという面談スタイルです．急性疾患の患者に対して医師が専門知識をもとに飲むべき薬や治療方法を「指示」する場面などに最も適し，かつよく用いられています．

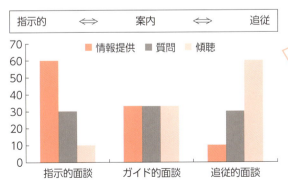

　このグラフから気がつくことがありますね．指示的面談は圧倒的に「情報提供」の割合が，そして追従的面談は「傾聴」の割合が高いですね．そして，ガイド（案内）的面談は情報提供，質問，傾聴の割合がどれもおおよそ同じですね．面談は，来談者の状況によってこの3つのスタイルを行ったり来たりします．

図3-1　コミュニケーションの3つのスタイル
（ウィリアム・R・ミラー：MINT Forum. 2009.10.10 資料より北田訳）

②追従的スタイル

　来談者の受容と傾聴を中心とする面談スタイルです．いろいろと指示することはせず，来談者に寄り添い，その言葉に耳を傾けるスタイルです．例えば，終末期の患者のそばに腰を下ろし，時間を共に過ごすときなどに用いられます．あるいは，ショッキングな事件に巻き込まれ，感情的に取り乱している人に接するときにも必要かもしれません．

③ガイド（案内）的なスタイル

　来談者とかかわりながら行動変容を促す面談スタイルです．特に生活習慣を変化させる場合に効果的な方法で，ちょうど旅行ガイドが旅行者を案内するようなスタイルです．そもそも旅行先を海にするのか山にするのかは旅行者が決めることです．しかし，旅行ガイドはその専門性を発揮して，旅行者が行こうとしている浜辺にサメの出没情報があれば，当然そのことを伝えなければなりません．

第2節　MIの精神

1）ダンスのような面談を

　MIは，臨床現場において治療成績のよい面談者の面談スタイルを分析することから構築された面談スタイルです．その面談者の土台となるのが「スピリット」です．対人援助をしている人であれば，どの要素も当たり前だと思うことでしょう．しかし，多くの面談者はいくら面談をしても行動を変えない来談者に対して，「この人は生まれつき～だから」「この人はもともと～という性格だから」など，来談者自身の課題として転嫁することが多かったのです．つまり，変わらないのは相手の問題であってかかわった面談者の責任ではないというような認識が一般的だったように思います．ところが，MIでは面談者がどのようにかかわ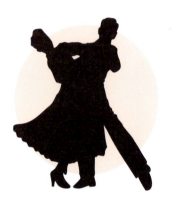るかによって来談者の行動変容に差があるという臨床結果が基本となって面談スタイルが構築されています．相手が変わらないのは解決されていない両価性があるためであり，生来の気質や性格の問題ではないとしています．この両価性を面談のなかで丁寧に扱い，両価性の解消を目指すためにも，相手からの抵抗を最小限にしながら変化に向かう会話をしていきます．そのために面談の土台となるスピリットは面談を安定させるうえで非常に重要な役割を果たします．

　以下は，2013年3月にミラー博士が来日してWSが行われた際，ミラー博士のプレゼンテーションのなかにあった一部です．わたしは自分のWSで「スピリット」を説明するときによく用いています．

> カウンセラーとしてのあなたの役割
> あなたが変化を起こす必要はない．あなたにはできない．
> あなたはすべての答えを出す必要はない．
> あなたはおそらく最高の答えを持ち合わせていないでしょう．
> あたなはレスリングをしているのではない．あなたは，ダンスをしているのだ！
>
> （2013年3月2日JAMI WS資料から）

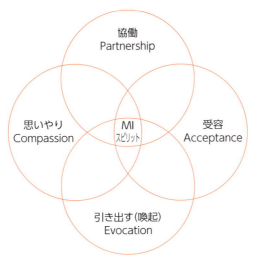

図 3-2　MI スピリット（文献 7．p.22 より北田訳）

2）MI スピリット「PACE」

MI の協働的な面談スタイルを構築する土台となっているのが 4 つの MI スピリットです（図 3-2）．

①協働 Partnership

来談者と面談者は上下関係ではなく対等なパートナーです．面談者は自分の領域の専門家で，来談者は来談者自身のことを理解している専門家です．2 人の専門家が協力して問題解決に対処するという考えです．MI では，「あなたと一緒に」というスタンスで面談を行います．MI は，人を変化に向かわせるためのトリックではなく，来談者が変わるためにすでにもっている自分自身の資源に気づき，変化のための自らの動機を活性化する面談スタイルです．

②受容 Acceptance

「受容」は MI スピリットのなかでも特に重要視されており，「正確な共感」「自律性の支援」「是認」「絶対的価値」の 4 つが含まれます．

③思いやり Compassion

ミラー博士とロルニック博士による MI の第 3 版「Motivational interviewing：Helping People Change．Third Edition」は，MI-3 と呼ばれています．MI は，1991 年に初版，2002 年に第 2 版（MI-2），そして 2012 年に MI-3 が出版され，その都度さまざまな点が変更されてきています．MI-2 からの大きな変更点のひとつとして，MI の精神のなかに「思いやり」が加わったことがあげられます．ここでの「思いやり」というのは，個人的な感情，例えば相手に同情したり，一緒に悩み苦しだりすることではありません．また，MI の面談スキルを用いて来談者の意思決定を面談者の利益になるように操作するものでもありません．ここで述べている「思いやり」というのは，積極的に来談者の福利向上，ニーズ，利益の追求を優先することです．

④引き出す（喚起）Evocation

「引き出す（喚起）は MI がもつ最も特徴的な面である」とミラー博士は WS，講演会のときに述べています．MI は，認知行動療法や行動療法のように，ストレスへの対処法を教えたり，体重を減らす方法を提示してそのとおりに行動を変えてもらったり，来談者に欠けている部分を補ったり，新たな対処法を教えていくのではないのです．来談者自身の考え，解決策，そして価値観を引き出し，行動変容へ向かうことを支援します．来談者は自分自身の専門家として，過去の経験から変化を促進したり妨げ

たりすることが何かを理解しています．解決策も含め，来談者自らがもっている資源を十分に引き出していくのがMIです．
（文献7．pp14-24．）

第3節　MIスピリット「受容」の4つの要素

①絶対的価値
　絶対的価値とは，来談者が生まれつき持ち合わせている個人の可能性，性格，権利を価値あるものとして尊重するということです．

②正確な共感
　正確な共感とは，来談者に積極的な関心を寄せ，来談者がもつ自らの視点（世界観）を通してどのように世界を見ているのかを理解しようと努力することです．共感的に来談者の話を聞くために，しばしばわたしたちは，正したい反射を抑えるためにも，自分の価値観や世界観を脇に置くことが必要になるかもしれません．肝心なのは，目の前の来談者の世界観を理解しようと尊重する態度を持ち続けることです．変化の強要は相手の抵抗を生むのに対して，受容は変化を促します．

　もう少し詳しくみてみましょう．ここでの「共感」は日常会話における「共感」とは違います．例えば，以下のようにあなたの友人があなたに話したとします．

　友人：本当にひどいことを言われたので怒鳴ってしまった．
　あなた：それはひどいことを言われれば怒鳴りたくなりますよね．
というように賛成したり同情したりすることを「共感」という言葉で表したりします．

　しかし，MIでの「共感」は賛成でも同情でもありません．例えばこんな感じになります．
「ひどいことを言われて，怒鳴ってしまうほど腹が立ったのですね」

　これは来談者の意味するところを認識し伝え返すスキル（The skill of perceiving and reflecting back another person's meaning）です．これは，面談のなかでは主に複雑な聞き返しによって行われます．来談者中心の面談において中核をなすスキルで，「かかわるプロセス」では特に重要となります．繰り返しになりますが，このスキルにより来談者は「理解された」「受け入れられた」と感じ，元気が湧いてきます．さらに，面談者がこのスキルを通して来談者の心情を正確に把握しようとする態度は，

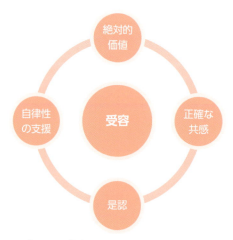

図3-3　MIスピリット「受容」の4要素（文献7．p.17より北田作成）

来談者に「自分は話を聞いてもらうに値する価値のある人間である」ということを伝えることになるため，是認としての側面もあります．学習の初期段階では難しく感じるかもしれませんが，スキルであるということは練習することにより上達するということです．しかし，習熟してからもやはり難しく，ミラー博士も「一生かけて修行していくもの」と話しています．

③自律性の支援

来談者自身に備わっている自己選択，自己決定を支援することです．自律性は当然の権利であり，自己主張の能力として尊重することが，来談者の行動変容をサポートすることにつながります．

例えば，医師が患者さんに「あなたは喘息発作中だからタバコは吸えません」と言ったとしても，実際，患者さんはタバコを吸うことができます．医師は，喫煙の結果，大変な不利益が起きるということを患者さんに伝えているのであって，発作があってもタバコを吸うことはできるのです．「発作中にタバコを吸うと極めて危険な状態となります．もちろんタバコを吸うも吸わないもあなたの自由なのですが…」．一見突き放したような言いようですが，人間関係ができたなかでこのことを確認すると，不思議なことに来談者は自分の行動に責任を感じ，行動変容に進みやすくなります．

この対極にあるのは「～にさせる」「あなたは～できない」という相手の選択を制約するような言動です．このような言動は，来談者の心理的抵抗を引き起こします．

④是認

是認は，相手をほめたり賞賛したりすることではなく，来談者を「あなたは，自らの行動を自主的に選択することのできる，変化し成長をする能力をもつ，価値のある人間」として尊重することです．

MIの面談スキルであるOARSのなかにも「是認」は含まれます．

第4節　MIの面談の全体像
～面談の4つのプロセス (The Four Process of MI)～

MIでは面談を4つのプロセスに分けて考えます（図3-4）．はじめは「かかわる」です．これは人として来談者と面談者が関係性をつくるというプロセスです．面談全般における基礎となる段階といえるでしょう．次は「フォーカスする」です．MIは受容だけではなく，方向性をもつことが特徴です．方向性をもつためには変化の目標が必要です．その目標を定めるのがこのプロセスです．3番目が「引き出す」です．変化の方向に向かって，来談者の動機を引き出していく，最もMIに特徴的なプロセスで

コラム4　MIの定義

MI is conversation for Change!!
1. 一般人向けの定義：何に役立つのか？
   変化に対するその人自身の動機と実行力を強めるための協働的な会話のスタイル
2. 臨床家向けの定義：何に，なぜ使うべきなのか？
   変化に対する両価性の問題に取り組むための来談者中心的なカウンセリング
3. 治療法に関する技術的な定義：どのようなメカニズムで効果を発揮するのか？
   変化の言語に注意を向けた，協働的で目標指向的なコミュニケーションスタイル．
受容と思いやりのある雰囲気のなかで，変化への理由を引き出し，探求することで，特定の目標へ向けたその人の動機と実行力を強化するようにデザインされている．

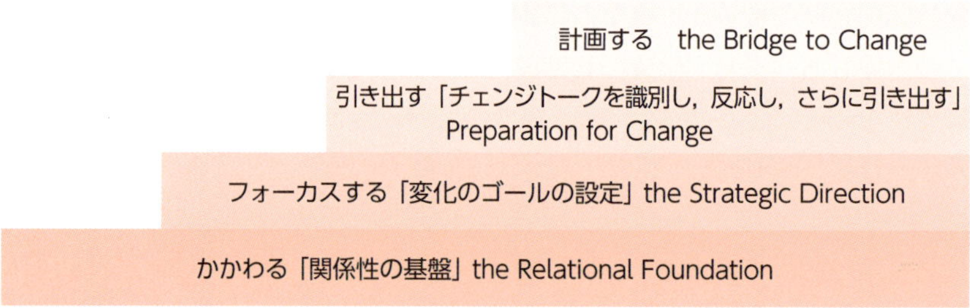

```
                    計画する   the Bridge to Change
           引き出す「チェンジトークを識別し，反応し，さらに引き出す」
                    Preparation for Change
       フォーカスする「変化のゴールの設定」the Strategic Direction
       かかわる「関係性の基盤」the Relational Foundation
```

図3-4　面談のプロセス

す．そして最後が「計画する」です．これは，十分に動機が引き出された後に具体的な計画に落とし込んでいくことです．

このように，基礎になるプロセスができて初めてその先に進むことができます．例えば人間関係ができていなければ有効な面談は成り立ちませんし，フォーカスが決まっていなければ何を引き出したらよいか決まりせん．ただ，この4つのプロセスは1本の線上を順番に進むというわけではなく，どちらかと言うと，らせん階段を昇っていくようなイメージになります．このプロセスを進んだり戻ったりすることが普通です．

①かかわる Engaging 関係性の基盤

来談者とのかかわりは，来談者との信頼関係を築くうえで重要となります．これは，面談自体の土台であるため，かかわりのプロセスは必ず面談の最初に行われるとともに，「このプロセスなくして，面談はない！」と言われるほど面談全般を通じて終始意識される大事なプロセスで，面談中において必要であれば何度も行うべきであるとされています．

ロルニック博士は，WSにおいて，「どんなに面談時間が短くても20％は「かかわり」に時間を割くべきである！」と話しています．

具体的にどのように面談を進めるかというと，OARSを用いて来談者の両価性，ジレンマを理解することに努めることが鍵となります．その際，面談の初期段階では来談者との信頼関係の構築が不十分な状態ですから，事実関係や情報を集めるための質問ではなく，なるべく「聞き返し」を意識します．特に，複雑な聞き返しを用いて来談者の両価性や価値観を明確化する「正確な共感」が面談を継続していくうえで鍵となります．

②フォーカスする Focusing 変化のゴールの設定

来談者との「かかわり」ができたら，次にこの「フォーカスする」へ移行します．事例をみてきてわかるように，実際の面談ではかかわりながらフォーカスをしていくことが多くあります．ここでは，「かかわる」段階において来談者の両価性を正確に理解したうえで，変化のゴールについて来談者と面談者が協働で決定していく段階になります．事例のなかでは「目標行動の合意」と表現されています．目標行動を決める際には，具体的には状況に応じて以下のような作業をすることになります（アジェンダの設定）．

○明らかな方向がある場合：第3段階の「引き出す」に進む（動機を引き出す）

○ゴールがいくつかある場合（選択肢がある）：課題設定を行う

○面談の方向性が不明瞭な場合：面談の方向性を明確化する

　・一般論から具体論へ

　・緊急の問題を確認する

　・来談者が心に描いているイメージなどを鮮明に具象化し共有する

・それぞれの解決したい課題および問題の関係について仮説を立てる（優先事項をつくるときの材料となる）などの作業をする

③引き出す（喚起）Evoking チェンジトークを識別し，反応し，さらに引き出す

　目標行動についてチェンジトークを強化し，維持トークを消去します．この段階では，行動変容への内的動機をさらに強化することが鍵となります．チェンジトークを識別し，強化していくために，その行動を変えることが来談者自身の価値観や人生観とどのようにつながるのかも丁寧に引き出していきます．チェンジトークには大きく分けて準備言語と実行言語の2つがあります．

　MI はチェンジトークを選択的に強化することで機能するといわれています．OARS を使って面談を進める際にはチェンジトークに着目して聞き返しを行うのか，維持トークに着目するかで面談の方向性は大きく変わります．

④計画する Planning

　ここでは，来談者が変化する準備ができたときに，具体的な計画を立案し，その行動を強化します．MI では，この「計画する」のプロセスがなくても MI と呼びます．また，数回の面談を経て十分に来談者とのかかわりができている場合や，来談者が十分に変化するための準備ができている状態のときには，この「計画する」の段階から面談を実施することもあります．

第5節　MI ではない10の事柄

　　MI は，来談者がすでにもっているものを引き出す過程であって，ないものを補うものではない．
　　MI is about evoking that which is already present, not installing what is missing.

（文献7より北田訳）

①多理論統合モデル（TTM）ではありません（来談者のステージ識別を必要としません）
　TTM とは相性もよく相補的ですが，MI と TTM は同じではありません．
②来談者が希望しない行動へ誘導するトリックではありません（固有の動機がない行動には無効）
　MI は，来談者との協働作業によって，来談者の自律性を尊重し，来談者の内なる動機を理解するためのものであり，この面談を用いる人の個人的な利益追求のために用いられるものではありません．
③手順としてのテクニックではありません（マニュアルではなく練習によって身につきます）
④決断分析（損益比較）ではありません
　これは，現状維持と変化することを書き出し，その両方のメリット・デメリットに重みづけをしていく方法です．チェンジトークは維持トークのそばにあることから，変化の到来を示す重要な予測因子です．そのため，ミラー博士とロルニック博士は，維持トークを引き出す決断分析のような技術を使わなくなりました．おそらく，変化について検討するのを嫌がっている場合には役立つであろうとしています（文献5．pp.214-215．参考）．
　　＊MI-3 ではカウンセラーが中立を保つのが困難なトピックを扱う際に，この決断分析を用いると手助けになると述べています（文献7．p.238．参照）．
⑤査定フィードバックを必要としません（治療者の評価を伝えることは必須ではありません）
⑥認知行動療法の一形式ではありません（来談者が本来もっているものを引き出す技術であり，欠けているものを補う技術ではありません）

⑦来談者中心療法そのものではありません（変化に思考してチェンジトークを選択的に強化します）

カール・ロジャーズが提唱した「非指示的な」来談者中心療法そのものではありません．フォーカスする，引き出す（喚起），計画するというプロセスをもち，明確な方向性をもっています．

⑧簡単ではありません（単純ですが上達には練習が必要です）

⑨あなたがすでにしていたものではありません（熟練した臨床家の技術をさらに洗練したものです）

⑩万能薬ではありません（両価性以外の問題があれば他の技法との併用が有効です）

MIは人々のもつ両価性の問題の解決の手助けと，変化のための動機を強化することを目的として発展しきたものです．すべての人が「引き出す（喚起）」のプロセスが必要ではなく，すでに変わるための動機が強い場合は，計画や実行の段階に速やかに進むべきです．
（文献7．pp.35-36.）

第6節　面接の12の落とし穴
(Thomas Gordon's 12 ROADBLOCKS)

　トーマス・ゴードン博士は日本では「親業」として紹介されている「Parents Effectiveness Training (PET)」の創始者であり，カール・ロジャーズの後継者の1人でもあります．彼はこのPET誕生前の1950年代の後半に「問題児」としてレッテルを貼られている子どもたちの面倒をみていました．そのなかで子どもと親とのトラブルは精神病理学上の問題ではなく，普通の人間関係の問題として考えるべきであるということに気がつきました．つまり，親子関係は結局のところ職場での上下関係と同じであり，人間関係に不可欠なコミュニケーションの技術は親子にも必要であるということに思い至りました（文献8）．そのなかで，相手の話を聞く際の障害となる12の要素を以下のようにまとめました．これは，来談者が中心であるというよりも自分中心の聞き方です．この根底にあるのは，「わたしの話を聞きなさい，わたしがよい解決策を知っているのだから」という思いから生じる聞き方です（文献7．pp.49-50．参照）

例として大学でよくありそうな事例を挙げてみます．

①命令・指示
　「授業に出てきなさい！　たるんでいる！」

②警告・脅迫
　「これ以上，休むと単位を落とすことになる．いいのか？」

③（時期尚早・無許可の）忠告・提案・解決法の提供
　「大学には勉強するために来ているんだろ！　アルバイトはやめるんだな．すでに，学業に支障が出ているじゃないか」

④論理的説得
　「アルバイトをやめて，早く寝て，目覚まし時計を3つ用意しておけば授業に遅れることはないだろう．そうすれば，課題も提出できるし，これ以上最悪な状態にはならないだろう」

⑤徳化・説教・義務の教示
　「いいかい，よく考えてごらん．君がこの授業を落とすと今後，卒業するまでのあいだに苦労することになる．いいね．これは必修単位なんだぞ．もう一度よく考えるんだ」

⑥判定・批判・不同意・非難
「他の学生がきちんと授業に来ているのに，授業に出る！　という当たり前のこともできないなんてろくな社会人にならないぞ」
⑦（やみくもな）同意・承認・賞賛
「俺も大学生の頃は，そんなに真面目な学生ではなかったから，お前の気持ちもわかるよ．よく授業をサボっていたし，それに比べたら，まぁ，お前のほうがまだマシかもしれないな．お前なら何とかなるよ！」
⑧侮辱・嘲笑・レッテル貼り
「大学生だというのに，まだこんなことを言われるなんて，今の大学生は本当の小学生並の精神年齢で困ったもんだ」
⑨解釈・分析
「授業を休んでも単位がもらえると思っているんだろう？」
⑩保証・同情・慰め
「こうして授業に出られないのもかわいそうだなぁ～．まぁ，なんとかなるだろう」
⑪尋問・探り
「どうすれば授業に出てこられるんだ？　友だちとはうまくいっているのか？　それから，他の授業の単位はどうなっているんだ？」
⑫興味を示さない・注意散漫・冗談・話題変更
「あなたが授業に出ようが出まいが，われわれには関係ないから．あくまでも自己責任！　他に話す

コラム5　なぜMIは依存症の治療や司法の分野で広がったのか

　MIは，まずアルコール依存症者や薬物依存症者を対象にした面談，次いで保護観察官（probation officer）など司法の分野で活躍する人々のあいだで広がりました．いまでは保護観察官に，MIの研修を義務づける国もあります．MIは，なぜ一般病院ではなく，依存症専門病院や司法の分野で先に広がったのでしょうか．一般的なカウンセリングとして，例えばうつ病や神経症の患者であれば，「気持ちが滅入って眠れなくて，仕事に行けなくて…」と自ら助けを求めて医療者を訪れます．すでに行動変容に向かう動機づけができていますので，面談者はそのまま受容と傾聴の精神で話を聞くことができます．ところが，依存症の場合や司法の分野では，来談者が自分から望んで面談に来ることはむしろ珍しいかもしれません．妻に言われていやいややって来た大量飲酒者，逮捕されたことに納得できない触法者など仕方なく面談の場にやってくるのが一般的です．問題点ははっきりしているのに行動変容への動機づけができていないわけです．そのため，受容と傾聴で対応しようにも面談を拒否されたり，話が解決の方向に進まず対決的な面談方法がしばしば用いられてきたのです．しかし，対決すればするほど反発も強まり，面談者はつらい思いをしてきました．MIがこうした分野で急速に広がった理由として従来の面談法と比べて，
　①怒りなど非協力的な感情・態度をもつ人にも有用である
　②数分間未満の短時間でも可能である
　③面談者の消耗が少ない
　④比較的短期間でも効果がある（例えばアルコール依存症治療の大規模研究では，数回のMI面接で十数回の12ステップ法や認知行動療法と同等の効果が認められている）
　⑤介入初期から用いることで他の心理療法の効果が上がる
などの特徴があります．現在では，医療一般，司法の分野のみならず，教育や福祉などのソーシャルワークの分野でも普及が進んでいます．

ことは？」

あまりにも聞いたことのあるような言葉ばかりであることに驚きますね．このスタイルから少しでも脱出できれば面談に大きな違いが生まれるのではないかと思います．

第7節　基本戦略 OARS

ミラー博士は，2014年の「Motivational Interviewing Training New Trainers Manual」のなかで以下のように述べています．

「優れた聞く力（正確な共感）はMIの根幹的なスキルです．共感的に聞くことが楽に自然にできるようになるまでは，それより先に進むことは困難です．なぜならMIの他のあらゆる要素はよい傾聴の上に成り立っているからです．カール・ロジャースの来談者中心的な在り方なしでは，MIはうつろなうわべだけのものとなってしまいます」

この共感的に聞くための基本スキルがOARSです．OARSとは，Asking Open questions（開かれた質問），Affirming（是認），Reflective Listening（聞き返し），Summarizing（要約）の4つの頭文字をとったものです．

1）質問の役割

MIにおいて質問は，面談者のためではなく，来談者のために行われます．ですから，面談者が情報集めのために質問するのではなく，来談者の気づきを促し，動機を高めるような質問が重要となります．質問は閉じた質問と開かれた質問の2つに分類できます．

(1) 閉じた質問

閉じた質問の特徴は以下のとおりです．

① 「はい」「いいえ」で答えられる質問

　例：禁煙するつもりはありますか？

② ある特定の情報を引き出す質問

　例：あなたは週何回運動していますか？

　例：どこに住んでいますか？

③ 選択肢を提示した質問

　例：この先，お酒を減らしますか？　それとも断酒にしますか？

　例：あなたにとって運動をすることはどれくらい重要ですか？　0がまったく重要ではない，10がとても重要だとすると，何点ですか？

閉じた質問は特定の限局された情報を収集するために役立ちます．MIでもその特性を生かして使います．

(2) 開かれた質問

例えば，「お昼ご飯食べる？」というよりは，「お昼ご飯は何にする？」のほうが，相手から多くの「発言」を引き出すことができます．このように，「はい」「いいえ」では答えられない質問を開かれた質問といいます．開かれた質問は，閉じた質問よりも答える幅が広がります．開かれた質問には，どのように答えるかは聞かれた側に自由があります．また，来談者の答えによっては面談者や治療者が見過ごしている大事な情報が引き出されることも珍しくありません．来談者と十分にかかわり，協働的な関係性を強めるのに役立ちます．そのためMIでは主として開かれた質問を使います．先に挙げた閉じた質問

の例を参考にしながら開かれた質問の例をみてみましょう．

①禁煙するつもりはありますか？
　⇒禁煙についてはどのように考えていらっしゃいますか？
②ある特定の情報を引き出す質問
　　例：あなたは週何回運動していますか？
　　　　⇒運動はどれくらいしていますか？
　　例：どこに住んでいますか？
　　　　⇒お住まいについて何か教えていただけますか？（文法的には依頼文ですが，内容から質問に分類します．チェンジトークの応答として「詳細を求める」というときに使います．）
③選択肢を提示した質問
　　例：この先，お酒を減らしますか？　それとも断酒にしますか？
　　　　⇒お酒についてこれからどうしますか？
　　例：あなたにとって運動をすることはどれくらい重要ですか？　0がまったく重要ではない，10がとても重要だとすると，何点ですか？
　　　　⇒運動はあなたにとってどれくらい重要ですか？

(3) 開かれた質問でも「WHY」は注意が必要

ただし，開かれた質問であっても，注意する点があります．それは以下の2つです．

①主語（You）の理由を尋ねる質問
　　例：なぜタバコを吸ってしまったのですか？

理由を問いただされているようで責められているニュアンスが生じやすい質問です．この類の質問は，質問する側が「禁煙するって先週話していたのに，なぜ吸ったの？」などという正したい反射を含む場合が多いため，回答する側からの抵抗が生じやすくなります．

この場合，「なぜ」から「どんな」や「なにが」に変えます．
　　例：どんな事情でタバコを吸ってしまったのでしょうか？

②来談者から維持トークを引き出す質問
　　例：なぜ，禁煙したくないのですか？　なぜ，変わろうとしないのですか？

この質問で引き出されるのは，変化しようとしない現状にとどまる理由です．MIは行動変容について積極的に会話を進めるスタイルです．そのため，維持トークよりはチェンジトークを引き出すようにします．ただし，関係性を構築するためには，あるいは，維持トークが長く続く場合には，意図的に維持トークを導く質問をすることもしばしば行われます．それは来談者に寄り添い，今その場で話したいことを話してもらうためです．

2) 是認は「賞賛」や「ほめる」ことではない！

MIスピリットのなかの受容の一要素にも是認があります．MIスピリットでの是認は「来談者の強み，善意，努力を認め伝えていくという態度」のことです．これに対しOARSの是認はその態度が実際の会話のなかで具体的なセリフとなった言葉のことです．

是認をするためには，面談者はまず，来談者の「固有の強み，能力，意図，努力」に気づく必要があります．そして本心からその内容を伝えることがポイントです．
　　例：あなたは自分が決めたことをやり遂げる方ですね（固有の強み）
　　例：ささいなカラダの変化に気づいたのですね（能力）

例：結果はともかくとして，やろうとされたのですね（意図）

例：毎日欠かさず記録をつけてこられたのですね（努力）

他にも，「今日は来てくださいまして，ありがとうございます」とか「あなたがやろうとしていることが，うまくいきますように！」というように気遣いを示したり，希望を述べたりすることも是認といってよいでしょう．

是認は，相手をほめたり賞賛したりすることではなく，来談者を「あなたは，自らの行動を自主的に選択することのできる，変化し，成長をする能力をもつ，価値のある人間」として尊重することです．来談者の強みや努力を認め，言語行動全体を強化することになるため，協働作業の強化と来談者の防御機能を減らすことに貢献します．また，来談者の多くは「うまくいっていない」と自信を失って面談に訪れていることがあります．

「是認はパワフル！」と呼ばれています．面談の場面に限らず普段の何気ない会話のなかにおいても，上記のような言葉がけによって来談者のやる気が引き出され，それが結果的にチェンジトークを引き出すことにつながります．

3）聞き返し

聞き返しはMIの基盤となる主要なスキルです．この方法を通して面談者は来談者への関心・共感・理解，そして受容を示すことができます．来談者の発言のなかから解決の糸口を見出したり，方向性の変化を促したりすることも可能となります．

聞き返しの典型的な使い方は話の流れづくりであり，会話を実のある方向へと向けていくことができます．聞き返しに該当しないものの典型的な例は，第6節で取り上げた「面接の12の落とし穴」です．これらは，来談者が前に進もうとする動きを邪魔し，その結果，変化へ向かう流れを阻むようなものです．質問は，重要な基本スキルで，来談者が立ち止り，何を聞かれているのかを考え始めるきっかけをつくることになります．しかし，その結果，来談者が前に進むことを妨げてしまうこともあります．その一方で聞き返しは，前進しようとするはずみを持続させるものであり，たとえそれが間違った聞き返しであっても会話のはずみは持続し続けます．

聞き返しには以下の種類があります．

①単純な聞き返し

来談者の言ったことに何も付け加えません．来談者の言った言葉から離れません．面談者は，来談者が述べた言葉以外には何も付け加えませんが，注意や関心をもっていることは伝えます．来談者が用いた言葉と同じか，ほぼ同じ言葉を使います．

例：来談者「そんなのわからないよ．病院なんてくだらないし」
　　面談者「わからないんですね」

> ミラー博士とMIを発展させてきた立役者にモイヤーズ博士がいます．彼女は，単純な聞き返しは「重要な部分や来談者の激しい感情の部分にマーカーをつけることであって，来談者が最初に意図した発言内容よりも先走らない」，また「対話を持続させるだけでなく，来談者とのコミュニケーション自体を安定化させる働きがある」と述べています（文献5）．

②複雑な聞き返し

来談者の発言の奥にあるものを聞き返そうとするものです．より深い意味を推測し，しばしばその内

容を認知的にリフレームします．この聞き返しには，情動的な部分を含んでもよいです．同時に深さ・行動・方向性といった要素を含めなくてはいけません．来談者がそれまでは考えていなかったであろうことをいくつか対比するように聞き返すことによって来談者の自己理解を深めることができます．

> 例：来談者「タバコくらい自分でやめるよ．禁煙外来なんてくだらないし」
> 　　面談者「禁煙外来はともかくとして，そろそろ，自分とタバコの付き合い方を考える時期にきている，と感じているのですね」

4) 要約

　要約は聞き返しのひとつで，来談者がすでに述べた事柄を確認する役割を果たします．そして，面談者が要約を述べることは，来談者が面談中に述べたことを理解し，覚えていることを示すことになるため，是認にもなり，さらにチェンジトークを引き出すことにもつながります．さらに，要約は，来談者自身がこれまでの経験を整理し，確認する作業を手助けすることにもなります．

　来談者から聞いた話をすべて要約し聞き返すことは不可能なので，そのなかでも特に，チェンジトークを中心に花束をつくるようにキーワードを集めてまとめ，来談者へフィードバックするようにします．要約には「集めの要約」「つなぎの要約」「転換の要約」の3つのタイプがあります．

①集めの要約

　この要約は，例えば「あなたは一年後，今と違ってどうなっていたいですか？」などの開かれた質問の後で，来談者が話した話題を集めるようにします．情報を収集して，その情報を伝え返し，対話を進めていきます．会話の流れに沿って要約し，来談者の強みや前向きな態度を是認することは，来談者の行動変容を促すことにつながります．要約した後で「何か他には？」と来談者に尋ね，追加事項があれば付け加えてもらいます．

②つなぎの要約

　つなぎの要約は，来談者が今述べた内容とこれまでに述べた内容についてつなぐ要約です．集める要約との違いはあいまいです．集める要約は，どちらかというとチェンジトークを中心に集めて，行動変容へ向かうための自己探索を促すように機能しますが，つなぎの要約は，これまでに述べてきたことの関連性を振り返り，両価的な状態を明確にするために役立ちます．変わりたい理由と現状維持の理由について同時に考えており，ためらっている場合に，この2つの矛盾した状態をつなぐ要約によって来談者に返します．その際，2つの矛盾する状態をつなぐ接続詞は，逆接の「しかし」「けれども」を使わず，「そして」「他方では」「一方では」「同時にまた」などを使うようにします．

③転換の要約

　このタイプの要約を使うことで面接の方向を選んだり変えたり，ある課題から次の課題へ移ることを明確にしたりすることができます．これまでに話してきたこと，考えてきたこと，起こったことなどをまとめて新しい課題に移行する場合には，「さて，今までの話をまとめると…」というような表現となります．また，次の課題へ移行する際や次回の面談に向けて要約する際には，「今日の面談では，あなたの状況について○○ということが確認できました．次回は△△について…」という感じになります．

第8節　「聞く」Good listening is fundamental of MI
～来談者のジレンマを理解する「複雑な聞き返し」の役割～

　人と人がわかり合えず，誤解が生じてしまう理由にはどのようなものが考えられるでしょうか．これを学問的に研究したゴードン博士は，コミュニケーションで誤解が生じる原因を3つに分類しています（図 3-5）．
①話し手が自分の考えを正確に表現しない
②話し手の発言を聞き手が正しく聞き取れない
③聞き手が話し手の発言を誤って解釈してしまう

　②に対しては，「あなたのおっしゃった言葉はこれですね」と，面談者が聞き取った言葉をそのまま来談者にオウム返しすれば確認できます．MIでは，これを「**単純な聞き返し**」といいます．しかし，来談者は自分の気持ちを正確に表現するとは限りません．言いにくいことは抽象的に表現するかもしれません（①）．あるいは自分を守ろうとしたり，飾ろうとしたり，大事なことこそ突っ張った表現になってしまったりすることもあります．また，正直にかつ的確に言葉にできたとしても，面談者が本人の意図とは違う形で理解してしまうということも起こります（③）．

　これらを解消するためには，単純な聞き返しだけでは不十分です．そこで，来談者の言葉を変化させて聞き返し，来談者の考えていることと面談者が理解したことをすり合わせていく作業を行います．MIでは，これを「**複雑な聞き返し**」といいます．このとき大切なのは，面談者が自分の世界観や価値観で，「来談者が言いたいのは，こういうことではないだろうか」と想像するのではなく，できるだけ先入観や自分の経験などに捉われないように気をつけながら，「来談者の言う○○とはこういうこと」と純粋に状況を思い浮かべることです．そして思い浮かべたことを言葉にして来談者に返します．このとき，来談者の**答えを要求するような語尾を上げた質問ではなく，語尾を下げる**ようにします．

　複雑な聞き返しをすることで，会話のなかで生じる誤解を小さくしていくことができ，より正確な共感ができます．来談者に指示するでもなく，同意するでもなく，来談者の言葉に耳を傾け，それを受け入れる．そして，その理解した内容を言葉にして伝え返す．このプロセスを踏むことで，来談者は「しっかり話を聞いてもらった」と感じ，面談は深まると同時に，来談者との信頼関係の構築にもつながります．

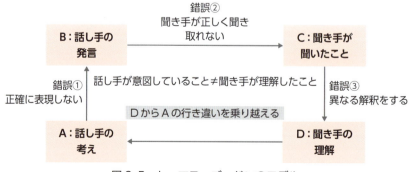

図 3-5　トーマス・ゴードンのモデル
（Motivational Interviewing Training New Trainers Manual. p.71, 2014. を参考に北田作成）

第9節　情報提供を行うときのスキル

　MIは，3つのコミュニケーションスタイルのなかで特にガイド的な面談です．必要に応じて面談者は専門職として情報提供をしていきます．「わたしは健康の専門家，来談者も来談者自身についての専門家」として，お互いに相手を尊重しつつ必要に応じてアドバイスも行います（アドバイスは，「面談者の意見」を伝えるという情報提供の一種です）．
　具体的には，以下の3つの形で行われますが，これら3つを適宜組み合わせることも可能です．
①来談者からの質問に答える形
　例：来談者「この病気の治療法について知りたいのですが」
　　　面談者「それは□□（情報提供）です」
②選択権，自律性を保証した形での情報提供
　例：面談者「このやり方が○○さんに合っているかどうかはわかりませんし，実際にどうするかは○○さん次第なのですが，毎朝ピークフローメーターを使って呼吸の状態を調べるのはよいと思いますよ」
③許可を得てからの情報提供．
　例：面談者「あなたの喘息の治療についてお話ししたいのですがよろしいですか？」
　例：面談者「ご参考になるかどうかわかりませんが，ひとつアドバイスしておきたいことがあるのですが…」
　来談者から「はい」という返事をもらい，許可を得てから情報を提供する．

情報を交換する：喚起＋EPE
　さらに上記の情報提供の仕方に加えて「喚起」の要素を加えることで，情報提供の内容を来談者に最適化することができます．そのための方式がEPEです．このEPE形式は，情報提供する場面の多いヘルスケアワーカーにとって非常に役に立ち，時間の短縮，トラブルの予防にもなるのでぜひ使えるようにしておきましょう．
　ただし，わたしたちは専門家として多くの知識をもっていますので「情報提供」が得意な方が多いようです．以下のような態度で情報提供を行うと来談者とのコミュニケーションエラーを引き起こしますのでくれぐれも気をつけましょう．
　★情報交換を行うときのワナ
①わたしは，専門家として変わるべき理由やその方法を教えればよい
②わたしは，問題についての情報を集めている
③わたしは，来談者と自分の知識のギャップを是正する
④恐い情報は役立つ
⑤わたしは，はっきりと何をすべきなのか来談者に教えればいい
　以上の点に気をつけてEPEを行うと，EPEは以下のような利点があるために面談がよりスムーズに進みます．
・尋ねなければ見逃していた来談者の誤解を発見し訂正できる→トラブルの予防
・来談者の気にしていること（薬に対する不安など）をピンポイントで把握でき，それについて説明できる→時間の節約，来談者の満足度の向上

それでは，どのように行うのかみていきましょう．
① E：引き出す（Elicit）：情報を提供する準備として，来談者がすでに知っていることや，特に知りたがっていることを尋ねる
② P：提供する（Provide）：来談者の状態に合わせて情報を提供する（優先順位を決めて提供）
③ E：引き出す（Elicit）：来談者の理解や考えを確認する

次に，実際の面談場面で確認していきましょう．
〈例〉糖尿病外来における会話
面談者：糖尿病の薬による治療についてすでにご存知のことや気になっていることを教えていただけますか？［E：引き出す］
来談者：インスリンの注射がいるんですよね．それに薬を始めたらやめられないとも聞きました．
面談者：注射がいる，始めたらやめられない，そういったことが気になるのですね．あなたの病状であればインスリンの注射は不要です．また，薬を始めたとしても，食事の改善や，運動で状態がよくなれば，やめることができるかもしれません．
いずれにせよ今のままの血糖値が続くと，いずれ目や腎臓の合併症がおきてくるのは確実です．それを防ぐ手段として薬はとても有効ですよ［P：情報を提供する］．
今の話を聞いて参考になったことを教えていただけますか？［E：引き出す］
来談者：状態がよくなれば，薬をやめられるかもしれないのですね．それなら飲んでみてもいいです．がんばって運動もしようと思います．目が見えなくなったりするのは嫌ですから．

わたしたちが情報を提供したり，アドバイスをしたりする目的は，来談者の行動変容を促すためです．したがって，事実を述べ，来談者が理解できる範囲で専門用語を使うこと，来談者の理解を確認しながら情報を提供したり，アドバイスをしたりしていくことが重要です．また，わたしたちは専門家として情報を提供しますが，それを来談者に強要せず，ひとつの問題を解決するための方法については，3つ以上の選択肢をまとめて示すなど，最終的には来談者が自分で考えて，決めていくように，自律性を尊重するようにしていきましょう．

第10節　聞き返し Reflective Listening
～単純な聞き返しと複雑な聞き返し～

MIにおいて面談者は来談者中心的でありながらも面談に方向性を与えようとします．面談者が優れた聞き手になることで，来談者は自分が不快に思っていることや迷っていることについて考えたり，どうしたらよいのだろうかと探索し，前に進むことができます．そのため，面談者は複雑な聞き返しに習熟すると同時に，以下の概念を理解し使いこなすことが必要です．

1）聞き返しの深さ：浅い聞き返しと深い聞き返し
①浅い聞き返し：単純な聞き返し
内容は来談者の発言した内容とかけ離れないようにします．
面談者は，来談者が述べた言葉以外には極力，付け加えませんが，相手に注意や関心をもっているこ

とを伝えます．具体的には，来談者が用いた言葉と同じか，ほぼ同じ言葉を使います．
　　例：来談者「体重を減らしたいけど甘いものを減らせない」
　　　→面談者「体重を減らしたいのですね」「軽くなりたいんですね」など
②深い聞き返し：複雑な聞き返し
　来談者が言葉にしていないことを推測したり，その先の意味を推察したりして聞き返すことです．複雑な聞き返しの種類についてはもう少し詳細にみていきましょう．

2）複雑な聞き返し
①強めの聞き返し
　来談者の発言の意味合いを強調する聞き返しです．来談者から正したい反射を引き出すように用いられた場合，増幅された聞き返しと呼ぶこともあります．

　例えば，来談者が「タバコを減らそうと思います」というのに対して，面談者が「やめたいのですね」と対応すると，来談者は「いえ，やめることまで考えていません」と反応するでしょう．これは，来談者のチェンジトークを強めに聞き返した場合です．次に来談者の「タバコをやめることは考えられません」という維持トークに対して，面談者が「このまま一生吸う予定なのですね」と強めに聞き返すと，おそらく来談者は「そんな，一生吸い続けるなんて，いつかはやめようと思っています」と反応するかもしれません．ここで気がついたと思いますが，維持トークを「強め」に聞き返すことでチェンジトークを引き出すことができる，ということです．

　ただし，この聞き返しはあまり連発すると来談者とのあいだに不協和音が生じますので，ここぞ！というとき以外は頻繁に用いないほうがよいように思います．

②控え目な聞き返し
　来談者が表現したよりも多少控えめの言葉で聞きかえすことに重点を置いた聞き返しです．来談者との会話を続ける目的，または徐々に会話を深めていくために使われます．聞き返しとしては控え目ですが，何を聞き返し，何を無視しているのかという点では指示的な意図をもっています．これを意図的に行った場合，選択的強化と呼びます．

　　例：来談者「タバコくらい自分でやめるよ．禁煙外来なんてくだらないし」
　　　　面談者「タバコは自分でやめようかなと思っているのですね」
　　　＊「禁煙外来なんてくだらない」という強い感情部分は避け，来談者の意向に沿っている．

③両面をもった聞き返し
　この聞き返しは，来談者の発言（以前の発言を含む）のなかにある両価性を際立たせる聞き返しです．片方に維持トーク，もう片方にはチェンジトークを取り上げ，「しかし」などの逆接の接続詞ではなく，「その一方で」というような並列の接続詞を使います．「しかし」を使うと，その前に置かれた内容が否定されてしまうからです．このとき，維持トークとチェンジトークのどちらを後ろに置くかで印象が変わります．後ろに置かれたほうが，印象が強くなるので，原則的にはチェンジトークを後ろに置きます．「あなたは○○○のように感じている，その一方で，○○○とも」という文言になります．

　　例：来談者「タバコくらい自分でやめるよ．禁煙外来なんてくだらないし」
　　　　面談者「すると，禁煙外来なんてと思う**一方で**，あなた自身はそろそろタバコについても考えなくてはいけないと思っているのですね」

④パラグラフを続ける（先導）聞き返し
　来談者がその先に言いそうなことを想像し，面談者が聞き返すことです．この形式で来談者を新たな

方向（来談者も気づいていない方向）へ導くこともできます．何となく，次に来談者が話しそうなことを想像して聞き返す方法ですから，来談者と一緒にひとつの文章を完成させていくような感じになります．

　　例：来談者「LINEやオンラインゲームで夜寝てないから，朝起きられなくて…」
　　　　面談者「最近，大学の授業に出ていない」
　　　　来談者「そうなんです．このまま（授業に出ない）だと単位を落とすかもしれない」
　　　　面談者「そろそろゲームとの付き合い方を考える必要がありそう」

⑤リフレーム言い換える

　来談者が話していないことを推測したり，意味を推察したり，大幅な言い換えになります．

　　例：来談者「タバコをやめたいけどストレス解消ができないからなぁ〜」
　　　　面談者「このまま吸い続けるのは不安，タバコ以外でうまく気分転換できればいいのに」

⑥感情や価値の聞き返し

　感情の側面を強調した聞き返しというのは，「好き，嫌い」「重要」「大事」「〜したい」など，来談者の感情や価値観を聞き返します．

　　例：来談者「お酒をちょっと控えないと，とは思うのですが，まだ健診結果も悪くないし，依存症
　　　　　　　というほどはひどくないと思っているので大丈夫です」
　　　　面談者「お酒に依存するくらい飲むのは避けたいのですね」
　　　　　　　「身体を壊すのは嫌なのですね」
　　　　　　　「健康でいたいのですね」など

⑦隠喩（メタファー）

　来談者が話している状況を想像し，頭に浮かんできたイメージを返す聞き返しです．イメージが共有できることで会話が進んでいくことがあります．

　　例：来談者「もう少し余裕をもって毎日を過ごしたいです．いつも慌ただしくて，時間に追われて
　　　　　　　いて，でも，仕事を断れなくて，何ていうかゆったりしたいんです」
　　　　面談者「毎日毎日コマネズミのように働き回っていると」

（文献5, 10を参考に北田作成）

2 チェンジトークと抵抗（不協和と維持トーク）〜チェンジトークの識別とチェンジトークを強める〜

第11節　チェンジトークの認識・チェンジトークを強める

　チェンジトークとは，変化に向かう来談者の言葉です．それに対して維持トークとは，現状維持にとどまる来談者の言葉です．MIでは，維持トークを減らし，チェンジトークを増やすことで行動変容を促すように支援します．そのため，面談者はまず来談者との対話においてチェンジトークを認識できることが必要です．

　チェンジトークは「準備言語」と「実行言語」の2つに分類されます．チェンジトークは，その内容にかかわらず変化する方向に向かうような言語で，以前は「自己動機づけ宣言」と呼んでいました．チェンジトークは，来談者が問題行動を変えて生活を改善する行動変化のサインです．そのため，わたしたち面談者にとってこのチェンジトークは，識別し，引き出し，さらに強化したい言語になります．

　チェンジトークからわかることは，来談者が変わる気持ちや変わる力をもっていること，変化することの利益と現状の不利益を把握していること，変化に向かって準備していることなどです．

　チェンジトークはある特定の行動と結びつけられて話されますので，面談の初期では，維持トークのなかにチェンジトークが紛れていることが多々あります．さらに，チェンジトークは来談者から発せられるだけではなく，面談者が来談者の話にチェンジトークと思われる発言を見つけてそれを聞き返し，それが来談者にとって当てはまった場合もチェンジトークになります．そして，チェンジトークは「現在形」で語られることがほとんどです．図3-6のように面談全体に占める維持トークの割合よりも徐々にチェンジトークの割合が高くなると来談者の行動変容を後押しすることになります．

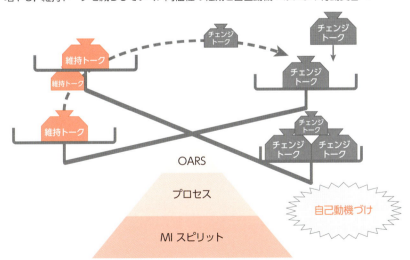

図3-6　MIの面談イメージ（松尾邦功氏の図を改変）

第12節 チェンジトークと維持トーク

　チェンジトークは両価性の片側の「変わることのメリット」を反映した来談者の発言です．これは，以下の4種類に分けられ，頭文字を取ってDARN（ダーン）と呼んでいます．この発言は「変わる準備」を反映した発言で，両価性が解消されたことを示しているわけではありません．課題や問題解決に向かう発言で，来談者が変化について考慮していることを示します．

① D（Desire）：変化の願望「〜したい」

　タバコはやめたいと思っています．

② A（Ability）：変化する能力「〜できる」「できた」

　前にも1カ月禁煙したので，今回もできると思います．

③ R（Reasons）：変化する理由「もし〜したら，○○になる」など

　タバコをやめると，咳き込みは減りますよね．

　このまま飲んでいると仕事をクビになるかもしれません．

④ N（Need）：変化する必要「〜する必要がある」「〜しなければならない」「〜すべき」

　やっぱり禁煙しないとダメですかね．

　（Rとの違い：Nでは特に理由を述べていない）

　先述したように両価性のもう片方は維持トークです．これは，変わることへのデメリットを反映した発言で現状維持にとどまる言語です．以下に例を示します．

① D：願望

　わたしはタバコを吸い続けたい．

② A：能力

　何度かトライしているのですが，タバコをやめられる気がしません．

③ R：理由

　タバコはわたしをリラックスさせてくれます．

④ N：必要

　タバコを吸う必要がある．

第13節　MIの丘
〜準備段階のチェンジトークから実行のチェンジトークへ〜

　MIはよく山登りに例えられます．登りはじめは，面談全体に占める維持トークの割合が高く，来談者と面談者の双方にとって，つらい道のりです．しかし，面談が進むうちに（登るにつれて）チェンジトークが増えてきます．行動変容の準備状態を反映したのが「準備・前段階のチェンジトーク」で，それに加えて，コミットメント言語「○○をします」が現れたらそこが頂上です．下り坂はダウンヒルのように軽やかなものになります．来談者の動機をさらに高め，計画を立て，実際の行動の変化につなげていきます．この下り坂で出てくるチェンジトークは「実行言語」または「動かすチェンジトーク」と呼ばれ，宣言（Commitment），活性化（Activation），そして段階を踏む（Taking Steps）という3種類のチェンジトークに分類されます．これらの実行言語は来談者の変化を予想します．こちらも頭文字をとってCATs（キャット）と呼ばれています．この言語は両価性が解消されて実行期へと移行してい

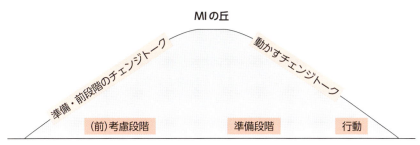

図 3-7　MIの丘 （文献 7．p.164 より北田訳）

ることを示しています．以下の例をご覧ください．

C（Commitment）：宣言（意志，決断，約束）

　　例　早速，タバコをやめます．

　　　　明日，禁煙外来に行きます．

A（Activation）：活性化（したい，用意万端，準備する）

Ts（Taking Steps）：段階を踏む（行動を段階に分けて述べる）

「活性化」と「段階を踏む」は，よく似ているために明確に区別するのが難しいのですが，おおよそ以下のような発言が聞かれたら実行言語の仲間だと思ってください．

　　例　禁煙するためにニコチンパッチを買いました．

　　　　1週間以内には禁煙外来に行こうと思っています．

　　　　まずは，灰皿と自宅にあるタバコを捨てました．

　　　　禁煙外来のパンフレットをもらいました．

準備言語と実行言語を合わせて「DARN-CATs（ダーンキャット）」と呼んでいます．

第14節　チェンジトークへの対応

　チェンジトークが現れてきても，そのままにしておくと，両価性の綱引きのなかでまた消えていってしまうかもしれません．したがって，来談者からのチェンジトークを認識したら，OARS（EARS（英語の耳）と掛けています）を用いて適切に対応します．具体的には以下のようになります．

①O（開かれた質問）またはE（Asking for elaboration/example 詳述を求める）

　来談者からのチェンジトークを聞いたら，もう少し詳しく話してもらうようにします．

　　例：来談者「そろそろタバコをやめようかと考えています」

　　　　面談者「なぜやめようと思うのですか？」または「もう少し詳しく話してくれませんか？」

　　　　来談者「はい．健診結果から○○」

②A（是認）

　　例：「そう思われたのは，第一歩ですね」

③R（聞き返し）

　　例：「このまま咳が止まらないはつらいですね」

　　　　「ご自分の将来とご家族のためにも，健康でいたいですね」

④S（要約）

　　例：「健康診断の結果から，ご自身の将来の健康とご家族のことを考えて，そろそろタバコについてやめることも含めて，どうしようか考え始めたのですね」

第 15 節　チェンジトークを引き出す戦略

　来談者からなかなかチェンジトークが出てこないときには，面談者からチェンジトークを引き出すような工夫をする場合があります．例えば以下のような種類の開かれた質問をしていく方法があります．

①喚起的な質問（引き出す質問をする）
　例：このままだと何が心配ですか？
　　　何か助けになりそうなことはありますか？
　　　今のこの状況をどのように変えたいですか？
　　　運動すると（タバコをやめると　など）どんないいことがありますか？
　　　それで，これからどうしますか？
　　　まずは，どこから始めてみたいですか？

②極端なことを質問（最悪または最善の結果を質問する）
　例：このままゲームばかりしていると最悪，どうなると思いますか？
　　　理想的にはどんな家族になりたいですか？

③過去を振り返る質問（問題が起きる前はどうだったかを質問する）
　例：ギャンブルにハマる前はどんな様子だったのですか？
　　　学生時代にはどんな人生を思い描いていましたか？

④未来を展望する質問（将来起きることを展望する質問）
　例：このままだと，○○年後どうなっているでしょうか．
　　　○○年後，どんな生活をしていたいですか？

⑤尺度化の質問
　例：面談者1「あなたにとってこの血圧の薬を飲むことはどれくらい重要ですか？　まったく重要ではないが0，非常に重要が10としたら何点でしょうか？」
　　　来談者1「5です」

コラム 6　チェンジトークは優しく扱う！

　チェンジトークへの聞き返しのコツとして，チェンジトークを弱め（控えめ）に聞き返すという方法があります．弱く聞き返されると，もっと話したくなることが多いのですが，逆にチェンジトークを強め（おおげさ）に聞き返すと，チェンジトークが引っ込んでしまいます．ミラー博士は2015年5月のWSのときにチェンジトークはたき火についた火のように大事に優しく扱うように，と話していたそうです．

　　例1：来談者「タバコについて考えてみたいんです」
　　　　　面談者「いよいよ本気で禁煙しようと思っている」（強めの聞き返し）
　　　　　来談者「いえいえ，そこまでは考えていません」（チェンジトークが引っ込んでしまう）
　　例2：来談者「タバコについて考えてみたいんです」
　　　　　面談者「たまにタバコが気になるときがあると…」（弱めの聞き返し）
　　　　　来談者「いや，たまに気になるというよりも，もういっそのこと禁煙したい気分なんです」

　聞き返しの強弱は，例えば，頻度の場合ですと，強度が強いのは「毎日」「一日も休まず」となりますが，「時々」「しばしば」「週に数回」「月に数回」と徐々に弱い表現になります．同じように「絶対」「何がなんでも」が強い表現ですよね．それに対して，「たぶん」「多少」「少し」「～かも」「できるかも」「もしかしてやるかも」と徐々に弱い表現になります．
　実行可能性が高い言語ほど強い表現になります．

面談者2「重要度が5ということですが，どうして2または3ではないのでしょうか？*」
　　　来談者2「そうですね．このまま血圧が高くなるのは怖い気がします（将来の懸念）．身近な人
　　　　　　　が脳梗塞で倒れたのを知っています」
　　　面談者3「そうなのですね．それでは，この5をあと2つだけ上げるために，どんなことがあれ
　　　　　　　ばいいでしょう？」
　　　来談者3「薬の効果とか副作用とかを知りたいですね．それが理解できれば」
＊ 尺度化の質問をした場合，面談者2にみられるようにフォローアップの質問もあわせて行います．このとき来談者の答えた数より低い数と比べるようにします．もし間違えて，高い数値と比べてしまうと（「なぜ10ではないのですか」），維持トーク（できない理由や現状維持にとどまる理由など）が語られてしまいます．

⑥ゴールと価値を探る質問
　　例：どのような親になりたいのですか？
　　　　あなたが普段から大事にしていることは何ですか？
　　　　これから〇〇年で成し遂げたいことは何ですか？

第16節　抵抗

　MIでは，面談の進行を阻害し，行動変容が進まない「抵抗」という概念を，「維持トーク」と「不協和」という2つの要素に分解していることは前述しました．維持トークは，来談者から発せられるチェンジトークに相対するトークです．これは両価性の表れです．

　これに対して，不協和は面談者と来談者の関係がうまくいっていない状態です．面談者側の対応にも責任があり，面談の赤信号といえる状態です．

1) 不協和の誘因

　正したい反射を前面に出して対決的な姿勢で面談を繰り返すと，来談者との人間関係が損なわれ，容易に不協和の状態となります．MI不一致な言動も不協和を生み出します．また面談者自身に余裕がなくて，面談に集中できないとき，時間に追われていて面談の結論を急ごうとしているときなども要注意です．

　不協和は，面談前から始まっていることもあります．例えば，禁煙外来に無理やり連れて来られた人，飲酒運転で捕まった人，寒い待合室で延々と待たされた人などです．また，来談者自身の過去の経験から面談そのものに不信感をもっている場合もあります．このような面談の前段階における不協和は，面談をスタートさせた途端に火を噴きます．したがって，面談者側の環境整備も含め，組織の在り方，面談場所のアメニティなどもMIスピリットを反映していると理想的です．

2) 不協和を生むさまざまなトラップ

　以下は，面談において不協和を生むさまざまなトラップで「MI不一致」と呼ばれています．下記の項目に該当する言動は，来談者からの不協和を生みやすく，面談がなかなか前に進まないでしょう．
・アセスメントトラップ：面談初期に事実関係の確認や情報を集めるための質問を浴びせ，来談者との
　　人間関係の構築を犠牲にすること→事前に問診票などを利用しましょう．
・専門家トラップ：自分は専門家なので，来談者の問題および課題解決についての知識を十分にもって

おり，来談者は専門家である自分の意見を聞けばよいという態度で面談に臨むこと．
- 早すぎる焦点化のトラップ：十分に来談者の話を聞く前に来談者の課題を早合点してしまうこと．
- レッテル貼りのトラップ：「依存症」などの診断名にこだわり，来談者との関係を悪くすること．
- 悪者探しのトラップ：来談者が行動を起こすことができない理由を必要以上に追求すること．結局，来談者が第3者や社会システムを悪者にするなどして維持トークを引き出すことにつながり，問題解決のための面談にならないことが多い．
- おしゃべりのトラップ：面談に関係のない世間話やうわさ話などを必要以上にして，かえって関係性が悪くなること．
- クエスチョンアンサートラップ：質問をしすぎることで，来談者を質問に答えるだけの受け身の立場としてしまうこと．

第17節　不協和への対応

　来談者からの不協和が生じた際には，まず聞き返しで対応しましょう．聞き返しは，来談者を理解し，面談を再構築するうえで重要です．以下，例をみていきましょう．
①聞き返しで応答する
　特に感情の聞き返しが大切となります．
　　来談者：あんたは何歳なの？　いったいどうしてあんたに俺のことがわかるっていうの？
　　面談者A：あなたは，わたしが本当にあなたを理解できるかどうか心配なのですね．（聞き返し）
　　面談者B：わたしがあなたを理解できるとは，思えないのですね．（聞き返し）

来談者の自律性を尊重した聞き返し
　　来談者：やめる気なんてないよ．いくらお酒をやめさせようったってムダだから！
　　面談者：そうですね．いくらわたしがあなたにやめてほしいと思ったとしても，あなたにその決断させることはできません（自律を強調する）

言い換え（リフレーム）
　　来談者：自分が食べたいものが何でも好きなときに食べられないなんてありえない！
　　面談者：いつも食べ物を選ばなくてはいけない状況はつらいですね（感情にフォーカスを当てたリフレーム）
②謝る
　面談者が謝ることで関係性が修復できます．
　　例：ごめんなさい．わたし，あなたのことを誤解していました．
　　　　わたしがあなたを侮辱しているように聞こえたのですね．
　　　　わたしはあなたに抗議をしているつもりはありませんでした．
③是認する
　心から相手を是認すると，来談者に対する是認は尊敬を表すことになり，来談者の自分のプライドを守ろうとする防御的反応は減少します．
　　来談者：わざわざあなたに助けてもらわなくたって自分でできます！
　　面談者：独立心があるのですね．できれば周囲の負担にならないようにというお気持ちなのですね．

④フォーカスをずらす

現状を悪化させるよりも，来談者にとって苦しい話題からフォーカスをずらすという方法もあります．

どのような場合においても不協和が生じていると感じたら，MI スピリットを思い出し，来談者とダンスを踊るような面談をイメージしましょう．

第18節　維持トークへの対応

維持トークへの対応は，個々の発言に対するミクロレベルの対応と，面談の流れを工夫するマクロな戦略レベルの対応の2つに分けられます．どの場合でも，MI スピリットが根底にあり，まずは不協和を取り除き，「かかわる」プロセスをしっかり固めるということが大切です．

1）ミクロレベルの対応
①埋め込まれたチェンジトークの選択的強化

チェンジトークと維持トークが混在していることがわかる場合には，チェンジトークに焦点を当て，聞き返しで対応することができますが，維持トークばかりが続くこともあります．そのような維持トークのみに聞こえる発言であっても，その裏にチェンジトークの要素があったり，言外に語られていたりする場合があります．これを「埋め込まれたチェンジトーク」といいます．これを見つけることができれば，その部分を選択的に強化することができます．
②正したい反射の誘導

来談者の発言に対して「意味の明確化」をしたり，強めの聞き返しを行ったり，あるいは「相手の側に立つ」ことをしたりして，来談者の正したい反射を誘導します．ただし，絶対に嫌味な感じにならないように控えめに慎重にする必要があります．
③リフレーム

維持トークの内容を別の角度から言い換える方法です．例えば，「暑いので運動できない」というのに対し，「暑いところで運動するのはいやなのですね」というように，「できない」という判断を「いや」という感情の問題に言い換えます．あるいは，「もう1年もリハビリをしてないし」というのに対し，「もう十分休憩できたのですね」とユーモアを交えて視点を変えることもできます．

2）マクロレベルの対応（事例7の解説でも詳述しています）
①フォーカスをずらす（視点の変更）

不協和への対応のときにもありましたが，建設的な議論が難しいテーマから，視点を変え，別の角度や別のテーマからアプローチするという方法です．
②矛盾を拡大する

OARS を用いて面談の流れを導きながら，来談者が大切にしていること（価値）を明らかにしたのち，現在の行動がそれと矛盾していることを気づくように明確化していくという方法です．
③ランニングヘッドスタートを用いる

MI では基本的にはチェンジトークを強める方向に面談を進めます．しかし，維持トークが強い場合，長く続く場合，特に依存症に典型的ですが，その場合は，あえて，まず現状維持の利点から尋ねるということも戦略的にしばしば行われます．現状維持の利点を尋ねた後は，現状維持の不利益，最後に変化

の利点を尋ねていく，という流れが典型的で，ランニングヘッドスタートと呼ばれています（事例4参照）．

④仮定法での可能性の模索（ミラクルクエスチョンなど）

　来談者にとって，変化があまりにも困難で現実的に思えない場合，プレシャーを和らげ，思考に柔軟性を与えるために，仮定の話として，いろいろな可能性を模索するという方法があります．

　　例：もし仮に，うまくできるとしたら，そのために役に立ちそうなこと何でしょう？
　　　　もし，魔法の杖ですべての問題が解決するとしたら，どんなふうになりたいですか？

⑤共有できる目標の模索

　最終的に面談者側が目指している目標と，来談者のそれに対する準備状態に大きな差がある場合，協働の精神で，お互いに共有できる途中の目標を立てることです．来談者の価値や動機を引き出す一方で，面談者の専門的な知識も活かして「妥協点」を探ります．

⑥「かかわる」プロセスに立ち返る

　来談者は表面上，にこやかに会話をしていても，内心には不満や不安を抱えている場合があります．あるいは，まだ言語化されていない，または話題として表に出てきていないものの心配している事柄があるかもしれません．「かかわる」プロセスに立ち返ることで回り道のようでも面談が進むことがあります．

3 ◉ 「引き出す」から「計画する」段階へ移行する
～行動計画についての交渉とコミットメントの強化～

第19節　重要性と自信の関係～来談者は自分ができそうだという自信がない限り，コミットはしない～

　行動計画を立てる前に来談者が変えようとしている行動について，来談者自身が思う重要性と自信について確認する必要があります．この2つを確かめることによって，どれくらい「準備性」が整っているかを把握することが可能となります．例えば，「禁煙」を目標行動とした場合，「過去に2年間，禁煙していたことがあったので，禁煙はしようと思えばいつでもできる．ただ，今はその重要性を感じていない」という人と「健診結果から今すぐにでも禁煙したいと思っているものの，何度も禁煙に失敗していて禁煙できる気がしない」という人とでは，アプローチの仕方が異なります．図3-8のBとDの場合は，変わることの重要性を考え，理解するという課題があります．禁煙の重要性が十分に深まらない場合には行動変容を起こすことは難しいのです．図3-8のCは，禁煙の重要性はわかっているものの自信がない場合です．このような場合には自己効力感を高めるとともに，これまで来談者自らが取り組んだ方法とは別の，もう少し効果的な方法の提示が必要となるでしょう．いずれにしても，人が行動を変え始めるためには，変わることを望み，その行動変容への自信をもち，その行動変容への準備が整うこと（優先順位が高い）の3つの側面が鍵となります．
（文献7．pp.212-230．参照）

第20節　来談者の自信を引き出して強化する

　人が行動を変えることができるサインは，準備性，重要性，自信の3つの側面があります．禁煙や断酒を例に考えてみましょう．自己矛盾が大きくなり，禁煙することや断酒が必要だという重要性が十分に高まってくると，人は「どうしたらできるだろうか？」「どのような方法がよいのだろうか？」と方

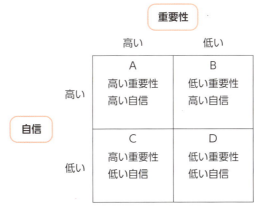

図3-8　来談者の4つの状態（文献7．p.213を参考に北田作成）

法を探し始めます．そして，自分が思いついた方法や考えた方法が効果がありそうで，これならできるかもしれないと思えるときに，やっと行動に移すことができます．禁煙を例にとると，タバコを吸い続けることのデメリットが大きく，自分の将来にとって不利益しかないと思えたとしても，過去の経験からタバコの誘惑にどのように対処したらよいのか，何ひとつ解決策が思い浮かばない場合，禁煙にチャレンジすることはないでしょう．そのような場合，人は防衛的反応から，行動を変える代わりに思考や認識を変えていきます．この例であれば，「わたしはまだ若いので，タバコをやめるのはまだ早い」とか「○○さんのようにひどい状態ではないのでまだ大丈夫」などです．このように思考を変えることで，禁煙の重要性も下げていくのです．そのため，重要性とともに自信を引き出し，強化することも行動変容を後押しするためには必要となります．

以下が自信を引き出し，強化する方法です．目標行動に対する「自信」もチェンジトークですのでチェンジトークを引き出す方法と同様の戦略です．

①引き出す質問 evoking question
　例：今までうまくいったときはどんなふうでした？
　　　どのように取り組んでみますか？
　　　最初のステップとして何から始めてみますか？
　　　○○がうまくいくためにはどんな工夫をしたらよいと思いますか？
　　　どのような問題があると思いますか，そして，あなたはそれらにどのように対処しますか？

②自信の尺度 the confidence ruler
　例：あなたが○○（目標行動）ができる自信はどの程度でしょうか？　0が「まったく自信がない」，10を「非常に自信がある」とすれば，今，あなたはどのあたりでしょうか？

この質問のフォローアップとして，
・あなたは，○点と答えましたが，どうして0（または来談者の答えた数値よりも低い数値）ではないでしょうか？
・○点から《高い数値》になるためには，どうすればよいのでしょうか？
・○点から《高い数値》になるために，わたしはどのように支援すればよいでしょうか？

注意：「なぜ○点であって10ではないのでしょうか？」という質問はしないようにしましょう．

来談者の過去の成功体験を引き出し，来談者の個人の強みを是認し，周囲のサポートを明らかにし，情報提供とアドバイスを効果的に行っていくことで，来談者の自信度を高めていくことができます．情報提供とアドバイスの仕方はEPEで行います．そして，来談者から「自信」について述べる言葉を聞いたらチェンジトークと同様に「OARS」で応じるようにしましょう．

（文献7．pp.216-222．参照）

第21節　変わる準備ができたときのサイン

準備段階のチェンジトークとコミットメント言語が引き出されたら，具体的な計画を立てます．ここで気をつけておきたいのは，来談者と協働で計画を立てるということです．そして，第20節までに整理してきたように，来談者は，目標とする行動に対して「できそう」という自信がもてないと，行動変容自体の重要性を下げて，その行動を変えることを断念しようとします．ですから，目標行動の重要性と自信は，面談のなかで徐々に高めて行くことが鍵となります．

さて，重要性や自信がある程度高まってくると，両価性が解消されてきますので，具体的な行動計画

を立てる段階に入ります．どのタイミングで「行動計画」の話をするのか？　そのサインは以下のとおりです．

①維持トーク（「したくない」「このままでいい」「わかってくれない」など）が減る
②問題についての議論の減少（「なんでタバコの話をあなたとしなくてはいけないの？」など）
③両価性が解消したかのように来談者が落ち着いている
④チェンジトークの増加（「〜したい」「〜できる」「〜のためにやってみたい」など）

　面談のなかで，来談者から上記のようなサインが現れて，もう少しでコミットメント言語が出てMIの丘を越えられそうだと予想したら，まずは総まとめの要約を行います．総まとめの要約というのは，面談のなかで来談者が話した内容をチェンジトークを中心としたブーケをつくり，来談者に渡します（事例11, 13参照）．そして，以下のような鍵となる質問をし，コミットメント言語が得られた場合は「計画をする」プロセスに進みます．

「さて，これからどうしましょう？」
「今，○○（目標行動）についてどのようになさりたいと思っていますか？」
「どこから，始められそうですか？」

　この段階において来談者から「やっぱり〜はできそうもない」とか，「〜したいけど今は〜」などの維持トークが再び現れたときは，無理やり計画することをせずに，再度「引き出す」段階に戻って，来談者の行動変容への動機を引き出す試みを続けます．

参考文献・資料

1) ウイリアム・R・ミラー，ステファン・ロルニック著/松島義博，後藤 恵訳：動機づけ面接法 基礎・実践編．星和書店，2007．
2) ステファン・ロルニック・他著/松島義博，後藤 恵訳：動機づけ面接法 実践入門 -あらゆる医療現場で応用するために-．星和書店，2010．
3) 原井宏明：方法としての動機づけ面接 -面接によって人と関わるすべての人のために-．岩崎学術出版，2012．
4) ウイリアム・R・ミラー，ステファン・ロルニック著/松島義博・他訳：動機づけ面接法 応用編，星和書店，2012．
5) デイビッド・B・ローゼングレン著/原井宏明監修，岡嶋美代・他訳：動機づけ面接を身につける一人でもできるエクササイズ集．星和書店，2013．
6) ステファン・ロルニック・他著/（社）地域医療振興協会公衆衛生委員会PMPC研究グループ監訳：健康のための行動変容 -保健医療従事者のためのガイド．法研，2001．
7) Miller, W.R., Rollnick, S.：Motivational Interviewing：Helping People Change（Applications of Motivational Interviewing）．3 rd ed, Guilford Press, 2012.
8) 近藤千恵編，久保まゆみ：親業トレーニング．駿河台出版社，2005．
9) ウィリアム・R・ミラー：Motivational Interviewingそれは何か？それはどう行うのか？それをどう学ぶのか？ 第1回動機づけ面接協会〈JAMI〉総会資料．2013年3月WS（名古屋）．
10) デイビッド・B・ローゼングレン：第2回動機づけ面接協会〈JAMI〉総会資料．2014年2月（東京）
11) ウィリアム・R・ミラー：Looking Forward to MI-3：A work in progress. MINT Forum, San Diego, 2009年10月10日．
12) ウィリアム・R・ミラー：What MI Research Tells Us．Japan TNT WS資料．2015年5月．
13) 加濃正人，磯村 毅：ゆる〜い思春期ネットワーク第4回新春名古屋WS資料．2015年1月（名古屋）．
14) Motivational Interviewing Training New Trainers Manual. From the Motivational Interviewing Network of Trainers. 2014

（9から14はWSの資料）

もうひとつの物語
～救急外来でのMI～

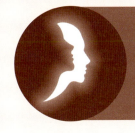

　本書のために集めた膨大な事例に目を通しながら救急外来での症例に目が留まりました．素晴らしい事例です．実はわたし（磯村）は本書の執筆期間中に身内をひとり交通事故で失いました．救急救命センターに運ばれましたがほとんど即死でした．彼のために手を尽くしてくださった方々を思い出しながら，MIが全国のあらゆる医療現場に広がることを祈り，最後の事例を紹介しましょう．

救急外来の事例

28歳，男性．朝から頭痛，嘔気，めまいがあったが仕事に出勤し，その後，嘔気が強くなったため，会社の近くのクリニックを受診．点滴治療を受けていたものの，意識がはっきりしなくなってきたとのことで，入院目的で他の病院の救急外来に搬送．救急外来で処置を行い，頭部CTにも異常がないことを確認．医師は家族（母親）に状況を説明し経過観察入院を勧め，家族の了承を得たのち先に病棟に向かった．男性は徐々に意識が改善し，会話も可能になった．入院の話を聞いた本人から以下の発言があった．

患者	え？入院ですか？
看護師	このまま帰りたい…．
患者	だって，仕事もあるし．（後頭部を抑えながら）イテテテ…．
母親	ほら！　無理よ，入院させてもらいなさい．
患者	とにかく，電話しなくちゃ…．

　さて，こういった状況のなか，あなたがこの看護師の立場にあると想像して，次にどのような言葉をかけるでしょう．また，患者さんの立場ならどのような言葉をかけられることが多いでしょう．実際の場面を想像しながら，続きをどうぞ．

看護師	すぐ電話をかけなくてはならない急な用事があるんですね．
患者	そうです，仕事も頼んできているから．
看護師	仕事のことが気になる．
患者	とにかく戻らなきゃ，…でも頭いたぁ…．
看護師	頭痛がひどくて仕事にならなくても，すぐ戻らなければいけない用事があるということ．
患者	いや，そうじゃぁ，ないですけど．でも…入院ですか？　あれ？　ここどこですか？○○クリニックにいたはずじゃ…．

看護師	意識をなくして，他の病院に運ばれてきたのを覚えていない．
患者	え？　全然覚えていません．本当ですか？
看護師	今朝から今までのことを思い出せないでいる…．
患者	えっと，いや，朝は，頭痛がしていて，めまいもあって，でも会社に行って仕事をしてて…．それでだんだん吐き気もして，○○クリニックに行ったんです．で，仕事に戻って？　あれ？　戻ってなくて？…　よく，わかりません．
看護師	そうなんですね．今までのことをまとめると，朝から具合が悪かったところ，がんばって仕事に行ってみた．ところが吐き気まで出てきたので，近くのクリニックを受診したものの，その後のことは覚えていなくて，気がついたら別の病院のベッドで寝ていた．仕事を頼んでいて，仲間に申し訳ない思いもあり，仕事に戻りたいという一方で，頭痛もまだ治まっていない．こんな感じ．他に何か思い出したことは．

　いかがでしたでしょうか．意識レベルが改善したとはいえ，状況が飲み込めていない患者さんに無理に説得するのではなく，MIを用いることで患者さん自身の言葉を使って状況を整理することができました．

　そして，この患者さんは，入院について，どう考えていったでしょうか．

患者	はい，そうですね．そんな感じです．
看護師	後から医師より詳しく説明がありますが，検査の結果など，今の状況についてお話してもよいですか？
患者	ええ，お願いします．
看護師	頭部CTや他の検査では，特に異常は見当たりませんでした．過労，もしくはお腹の具合からくる一時的な意識障害なども考えられます．他にも頭の痛みも激しければそういうことが起こるかもしれませんし，少し考えにくいですが，てんかん発作の一種かもしれません．ただ，原因がはっきりせず，現在，まだ頭痛も残ってらっしゃるご様子．こういう状態ですが，○○さん，どうされたいでしょう．
患者	ええ．そうだ．そうですね…．
看護師	………．
患者	会社に戻っても，仕事はできないと思うし，逆に迷惑かけるかもしれません．確かに疲れが溜まっているのかも…．休ませてもらってもいいですか？
看護師	入院して，様子をみたい．
患者	はい．お願いします．そっか，そうですよね．ありがとうございます．

　いかがでしたでしょうか．患者さん自ら，入院を希望されました．

　実際に，このやりとりを見ていた患者さんの母親は，強く説得したわけでもないのに，息子が納得して入院をしようとしたことに非常に驚いた様子でした．

　この事例を提供してくださった看護師は

「すべてがあっという間でした．改めてMIは時間短縮に役立つと痛感しました．こんなとき以前は一生懸命説得していましたが，なかなかわかってもらえず時間がかかることもしばしばでした．それ

に，説得によって入院した患者さんは，無理にでもその日のうちに退院しようとしたりするのです」と振り返っています．

そして，次のMIにつながる，ちょっとした後日談があったのです．

後日，経過も良好で，身体的異常所見もなく，本人から退院を希望してきたときのことでした．

看護師　○○さん，いかがですか．
患者　ああ，ありがとうございます．おかげさまで，本当にぐっすり休めました．久しぶりです，こんなに休んだの．
看護師　よかった．ゆっくり休まれて，カラダも楽になったのですね．
患者　そうですね．かなり楽になりました．もう少し休んでいたいですが，退院はだめですか．
看護師　ええっと，休みたい．そして仕事も気になる感じ．
患者　いえ，会社のほうから，昨日，「仕事はもう少し休んでよい」と言われました．ただ，家のほうがゆっくりできるかな，と．
看護師　なるほど．家のほうがよりリラックスできて，疲れも取れそう．
患者　ええ．病院だと，やることもないし．
看護師　カラダを休めて疲れを取りたい一方で，家でも何かやりたいことがある．
患者　あ，何かってことではなくて，その…，タバコを….病院じゃ，ほら，吸えないでしょ．

症状が落ち着いたために，退院を希望している患者さん．病院の敷地内禁煙が進むなか，実は，病院では吸えないタバコを，家でなら吸えるという背景が隠れていることもあります．今後の展開を想像しながら，続きをどうぞ．

看護師　ああ，家なら気兼ねなく，思いっきりタバコが吸えそう．
患者　あ，いえ，妻と子どもがいるので，外で吸っていますが….
看護師　奥さんたちには，タバコの煙を吸わせたくない．
患者　ええ，そうですね．あ，でも，わたしも一時やめてたんですよ．以前，1カ月くらいは．
看護師　1カ月も禁煙できてたんですね．
患者　はい，でも，つい懐かしくなって1本貰いタバコをしたら，またそこから吸い始めちゃって．
看護師　せっかくつらい思いをしてがんばって禁煙できていたことが，1本のタバコで水の泡になった．
患者　いえ，そんなにがんばった感じはなくて，けっこうすんなりやめられたんですよ．「今日から吸わないぞ」って決めて，スパっと捨てたら，意外と簡単に．
看護師　なるほど，理由があれば，今でもスパっとやめられそうな感じ．
患者　そうですね．そのときは，子どもが生まれたっていうことがあって，やめられましたね．
看護師　お子さんのためにやめることができた．家族にはタバコの煙を吸わせたくないし，また家族のためなら禁煙できそう．

患者：そうですね，家族のため…．まだ，病気とかできないですしね．今回入院しちゃってますけど（笑）．

　タバコを吸いたくて退院して自宅で静養したいと思っていた患者さん．聞き返しを行っていくうちに，だんだん家族のために病気にはなれないというほうへ話題が移ってきています．
　実は，この次の会話で要約を入れているのですが，皆さんならどのように進めていきますか．
　いろいろな展開を想像しながら続きをどうぞ．

看護師　そうなんですね．○○さんのお話をまとめると，家に帰るとタバコも吸えると考えている一方で，今回のように意識を失ったり，カラダを壊して入院すると，大切な家族も心配．自分のためにも家族のためにも，できたら禁煙したい，こんな感じ．他には．
患者　そうですね，ええ．今回，意識を失ったのも，タバコと関係ありますか？　もし，そうなら，やめようかな…．
看護師　関係あるかどうか，お話してもいいですか．
患者　ええ，ぜひ．
看護師　タバコが直接の原因ではないにしても，血管を細くさせる事実はあります．もし，今回の原因が一時的にしても脳の血流障害によるものであれば，影響がゼロとはいえません．タバコを吸っていなければ，そういったカラダへの不要な負担は減らせていたとは思います．
患者　そうなんですね．やっぱりやめようかな．
看護師　○○さんは，続かなかっただけで，一度，自力で禁煙することができてますよね．もし，禁煙して，それが続けられる方法があったら，どうでしょう．
患者　そりゃ，知りたいです．
看護師　（ここで，ニコチン依存症の話．禁煙中の１本の喫煙が再喫煙を容易にする話を行った．）
患者　へぇ，そうだったんですね．
看護師　もし，それでも自力でやめられない場合は，禁煙外来というのもありますので，来てくださいね．
患者　はい．ありがとうございます．いや，入院してよかった（笑）．

　いかがでしたでしょうか．
　今回の一連の流れを通してみえてくるのは，「説得による入院」と今回のような「納得による入院」とでは，その後の展開も大きく異なる可能性があるということです．
　もし最初に今までどおりの「説得による入院」を行っていたら，患者さんは「入院させられた」→「『タバコをやめろ』と言われた」と，一貫して受け身の姿勢を取ったかもしれません．それに対して，この事例では「納得による入院」であったので，最初から医療者-患者関係を良好に保つことができ，禁煙の話も非常にスムーズに進めることができたのかもしれません．
　つまり，最初の来院時のMI自体が，入院という単位でみたときの大きな是認になっているのではないでしょうか．つまり，最初にMIで関係をつくったことが，入院後の治療全体によい影響を及ぼしているのだと思います．

［本事例は，ゆるーい思春期ネットワークブログより編集］

おわりに

　さて，本書を読まれたみなさんは，どのような感想をおもちになったでしょうか．

　ミラー博士は，MIを学び習得するために「楽器のように練習すること」と話しています．まずは，本書を片手に，さっそく，明日からの面談にMIのエッセンスを少しでも取り入れてみてはいかがでしょう．

　対人援助職は感情労働とも呼ばれており，多くの方々との面談は心身をとても消耗させます．一生懸命に仕事をすればするほど，消耗して燃え尽きてしまうこともあるでしょう．友人のひとりがメンタルヘルスの不調によって現役を退いたのを知ったとき，わたしは，対人援助職のライフワークバランスを整えるためにも，面談技術の向上とストレスマネジメントが大事だと強く思うようになりました．わたし自身も日々の面談でとても消耗していましたので，MIの「行動変容に無関心で準備ができていない対象者への効果的なアプローチ」という響きは，とても魅力的でした．そして，MIを学び始めるなかで，MIは，わたしがこれまで学んできた面談スタイルと異なる点があることに気がつきました．まず，面談をスキルとしてトレーニングすることが可能でした．次に，面談を可視化する尺度があり，どのようにトレーニングすれば上達するのか，スキル獲得のためのマニュアルも確立されていました．そのため，面談が上達するために何をどのようにすればよいのかを客観的に把握でき，自分の面談レベルを実感することもできました．

　このような特徴をもつMIを学び習得することは，対人援助職にとっては，日々の面談の効率化に非常に役立つと思います．さらにわたしは，MIは面談技術の向上と面談ストレスの軽減，バーンアウトの予防につながると考えていますので，WSや研修会のなかで，参加者ができるだけ早くMIを習得するための方法について試行錯誤を繰り返してきました．

　面談評価の指標や尺度について，また，MIを習熟するうえでの効果的な演習やエクササイズについては，今回，紙面の関係で触れることができませんでしたので，また別の機会に整理してみたいと思います．

　本書を手に取ってくださったみなさまと，どこかの研修会やWSでお会いできるのを楽しみにしております．そのとき，みなさんからの体験談，本書への感想や忌憚のないご意見などをいただければ幸いです．

　この場を借りて共著者であり，わたしのスーパーバイザーでもある磯村　毅医師に心から感謝申し上げます．先生のお陰で，事例がさらに重みを増し，内容が充実したものとなりました．先生は，いち早く海外での研修を受講されてMINT（Motivational interviewing network of trainer：MINT）メンバーとなり，国内においてトップトレーナーとして活躍中です．お忙しいなか，何度も原稿を見ていただきましたことを心から感謝申し上げます．また，本書で事例を提供してくださった加濃正人医師，大坪陽子氏，松尾邦功医師に感謝申し上げます．

　そして，本書の編集に携わってくださった医歯薬出版株式会社の方々に心から感謝申し上げます．

　最後に，MIを学び，お互いに研鑽し合う仲間に恵まれていることに心から感謝して結びとしたいと思います．

2016年9月

北田雅子

【著者プロフィール】

北田 雅子（きただ まさこ）

札幌学院大学人文学部こども発達学科 教授 PhD.
動機づけ面接法調査研究所代表.
動機づけ面接法の国際ネットワーク MINT メンバー.
2013年 ポーランド クラコフ TNT（トレーナー研修）修了.
国立研究開発法人国立がん研究センター がん対策情報センター
たばこ政策支援部 客員研究員
日本臨床コーチング研究会幹事
対人援助職のストレスマネジメントと面談スタイルとの関係について研究中.

磯村 毅（いそむら たけし）

医師
予防医療研究所代表.
トヨタ自動車産業医，トヨタ記念病院禁煙外来，藤田保健衛生大学客員教授，
JaSMINe（日本動機づけ面接学会）代表理事，MINT メンバー.
2011年 イギリス シェフィールド TNT（トレーナー研修）修了．2014年に米国アトランタ TNT にトレーナーサポートとして参加した後，2015年に TNT-Japan（東京）にてリードトレーナーを務めた.
NHK「ためしてガッテン」への出演のほか，「リセット禁煙のすすめ」「二重洗脳」「親子で読むケータイ依存脱出法」など著書多数.

医療スタッフのための動機づけ面接法
逆引き MI 学習帳   ISBN978-4-263-23680-2

2016年9月10日　第1版第1刷発行
2019年6月10日　第1版第5刷発行

著　者　北　田　雅　子
　　　　磯　村　　　毅
発行者　白　石　泰　夫
発行所　医歯薬出版株式会社

〒113-8612　東京都文京区本駒込1-7-10
TEL.（03）5395-7618（編集）・7616（販売）
FAX.（03）5395-7609（編集）・8563（販売）
https://www.ishiyaku.co.jp/
郵便振替番号 00190-5-13816

乱丁，落丁の際はお取り替えいたします　　印刷・あづま堂印刷／製本・皆川製本所

© Ishiyaku Publishers, Inc., 2016. Printed in Japan

本書の複製権・翻訳権・翻案権・上映権・譲渡権・貸与権・公衆送信権（送信可能化権を含む）・口述権は，医歯薬出版（株）が保有します．
本書を無断で複製する行為（コピー，スキャン，デジタルデータ化など）は，「私的使用のための複製」などの著作権法上の限られた例外を除き禁じられています．また私的使用に該当する場合であっても，請負業者等の第三者に依頼し上記の行為を行うことは違法となります．

JCOPY ＜出版者著作権管理機構 委託出版物＞
本書をコピーやスキャン等により複製される場合は，そのつど事前に出版者著作権管理機構（電話 03-5244-5088，FAX 03-5244-5089，e-mail：info@jcopy.or.jp）の許諾を得てください．